Manual para pacientes con sarcoidosis

Un documento elaborado para ayudar a resolver
dudas frecuentes de los pacientes con sarcoidosis

Norberto Ortego Centeno
(ed.)

Manual para pacientes con sarcoidosis

Un documento elaborado para ayudar a resolver
dudas frecuentes de los pacientes con sarcoidosis

Granada, 2024

Esta publicación ha contado con la colaboración de

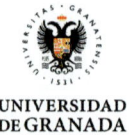
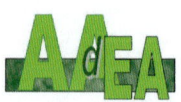
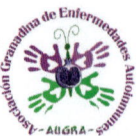
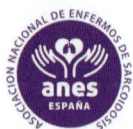

© Norberto Ortego Centeno (ed.)
© Los autores
© Universidad de Granada
ISBN: 978-84-338-7462-7. Depósito legal: Gr. 1618-2024

Edita: Editorial Universidad de Granada
Campus Universitario de Cartuja
Colegio Máximo, s/n. 18001, Granada
Telf.: 958 243930-246220
www: editorial.ugr.es
Maquetación y diseño: Raquel L. Serrano / atticusediciones@gmail.com
Diseño de cubierta: Tarma Estudio. Granada.
Imagen de cubierta: María del Mar Castilla Castellano. José Emilio Padilla Méndez.
Imprime: Printhaus. Bilbao.

Printed in Spain   *Impreso en España*

ÍNDICE DE AUTORES

Cristina Borrachero Garro
Unidad de Enfermedades Autoinmunes Sistémicas. Hospital Universitario Juan Ramón Jiménez. Huelva.

José Luis Callejas Rubio
Unidad de Enfermedades Autoinmunes Sistémicas. Hospital Clínico Universitario San Cecilio. Granada.

María del Mar Castilla Castellano
Servicio de Nefrología. Hospital Costa del Sol. Marbella. Málaga.

Agustín Colodro Ruiz
Unidad de Enfermedades Autoinmunes Sistémicas. Hospital Universitario de Jaén.

Marta García Morales
Unidad de Enfermedades Autoinmunes Sistémicas. Hospital Universitario Clínico San Cecilio. Granada.

Javier de la Hera Fernández
Unidad de Enfermedades Autoinmunes Sistémicas. Hospital Universitario Clínico San Cecilio. Granada.

Gracia Cruz Caparrós
Unidad de Enfermedades Autoinmunes Sistémicas. Hospital de Poniente. El Ejido. Almería.

Adoración Martín Gómez.
Servicio de Nefrología. Hospital Universitario Poniente. El Ejido. Almería

Nuria Navarrete Navarrete.
Unidad de Enfermedades Autoinmunes Sistémicas. Hospital Universitario Virgen de las Nieves. Granada.

Norberto Ortego Centeno.
Departamento de Medicina. Universidad de Granada.

Enrique de Ramón Garrido.
Médico especialista en Medicina Interna. Asociación Andaluza de enfermedades Autoinmunes.

Raquel Ríos Fernández.
Unidad de Enfermedades Autoinmunes Sistémicas. Hospital Universitario Clínico San Cecilio. Granada.

Isabel Sánchez Berná
Unidad de Enfermedades Autoinmunes Sistémicas. Hospital Universitario Virgen de las Nieves. Granada.

ÍNDICE

I. PREFACIO

La sarcoidosis es una enfermedad sistémica, granulomatosa e inmunomediada que, por su baja frecuencia, forma parte de las denominadas enfermedades raras o minoritarias.

Este manual ha sido desarrollado en el contexto de la colaboración entre la Asociación Andaluza de Enfermedades Autoinmunes (AADEA), el Departamento de Medicina de la Universidad de Granada (UGR), la Asociación Granadina de Enfermedades Autoinmunes (AUGRA) y la Asociación Nacional de Enfermos de Sarcoidosis (ANES). Se trata de un manual escrito por médicos especialistas en enfermedades autoinmunes y con una dilatada experiencia en comunicación con pacientes, que se ha estructurado en forma de respuestas sencillas a preguntas frecuentes dirigidas a resolver dudas tanto de pacientes, como de familiares y cuidadores, pero que pensamos que también puede ayudar a resolver dudas de médicos de atención primaria, que, como es lógico, tienen poca experiencia en la asistencia a pacientes con enfermedades minoritarias.

La idea no es que el manual se lea de principio a fin, como si de una novela se tratara, sino de que se lean aquellas preguntas que resulten de interés a cada paciente o persona interesada en cuestión en cada momento. Es por eso que es posible encontrar contenidos que se traten en más de un punto y que se ha huido del uso de siglas.

El hecho de haber contado con la colaboración de pacientes, representados por dos asociaciones (AUGRA y ANES), creemos que supone un valor añadido, porque se ha intentado dar respuestas a preguntas planteadas por ellos. Es cierto que, en cada caso particular, pueden quedar otras muchas sin responder, pero se ha intentado responder a las planteadas por la mayoría de los pacientes.

Las respuestas a las cuestiones planteadas por los pacientes, se han elaborado tras una revisión actualizada de la literatura científica. No obstante, lo aquí recogido no pretende sustituir a su médica o médico, quien le informará adecuadamente y aclarará sus dudas sobre la enfermedad.

El contenido de este documento no sustituye el diagnóstico ni las indicaciones terapéuticas realizadas por un profesional sanitario. Ante cualquier duda respecto a su contenido, diríjase a su médica o médico.

Se trata de una publicación de carácter orientativo y divulgativo, por lo que el lector no debe someterse a tratamientos ni seguir sus consejos sin dirigirse antes a un profesional sanitario.

Enrique de Ramón Garrido
María del Mar Castilla Castellano
Adoración Martín Gómez

1. ¿Qué es la sarcoidosis?

La **sarcoidosis** es una **enfermedad granulomatosa**, **inmunomediada**, de evolución aguda, prolongada o crónica, que puede afectar a cualquier órgano del cuerpo. Puede suceder que, de forma simultánea, se vean afectados varios órganos o sistemas corporales, lo que se denomina **afectación multisistémica**, pero en otras ocasiones se presenta de **forma limitada**, manifestándose en solo uno de ellos, por ejemplo, el mediastino, el pulmón, el ojo, la piel, el corazón o el sistema nervioso, entre otros. En este sentido, puede confundirse con otras enfermedades que también lesionan, simultáneamente o de forma individual, diferentes órganos o sistemas corporales, es decir, tiene características que podríamos denominar "camaleónicas" o de "enmascaramiento".

Aunque se describe **especialmente** en **adultos jóvenes** y mujeres afroamericanas con problemas pulmonares, puede verse en **ambos sexos**, **todos** los **grupos** de **edad** y **distintas etnias**.

Se **desconoce** la **causa** de esta enfermedad, pero se considera que la sarcoidosis se desarrolla en sujetos con determinada **base genética**, heredada, expuestos a **factores** infecciosos o **medioambientales** responsables del proceso, sobre la base de una **alteración** del **sistema inmune** de defensa del organismo.

Sus características clínicas están bien establecidas, en especial la presencia de **lesiones granulomatosas** "sarcoideas" en distintas partes del cuerpo. Se suele manifestar de forma muy variada, con fiebre, cansancio, pérdida de peso, así como tos, asfixia, lesiones cutáneas y otras manifestaciones correspondientes a los órganos afectados, tales como el pulmón, los ganglios linfáticos, el corazón, sistema nervioso, ojos...

En algo más de la mitad de los casos, la sarcoidosis **puede resolverse** de **forma espontánea**, pero en otras ocasiones, **hasta** un **tercio** de los pacientes, puede seguir un **curso crónico**. En algunos casos, hasta un 10 %, puede producirse una fibrosis pulmonar, lo que es una de las complicaciones más grave de la enfermedad.

Cuando requiere **tratamiento**, se emplean los **glucocorticoides**, en general la **prednisona** o en ocasiones la 6-metil-prednisolona. Existe la alternativa de utilizar medicamentos **inmunodepresores** o **agentes biológicos**, que bloquean moléculas específicas del sistema inmune.

Como otras enfermedades del sistema inmune, en su **evolución** influyen no solo las **características** propias de la **enfermedad**, sino también otras **características** del **paciente**, tales como desigualdades en la atención por parte del sistema sanitario, la situación socioeconómica, los ingresos y la presencia simultánea de otras enfermedades (globalmente se denominan comorbilidades), tales como problemas pulmonares, del hígado, autoinmunes, neoplasias y otras.

2. ¿Qué es un granuloma?

El término **"enfermedad granulomatosa"** se refiere a que las **lesiones características** de esta enfermedad son los **"granulomas"** (*"granulum"* en latín) que son agregados de células que, al microscopio, se ven en su conjunto como "granos" o "abultamientos", es decir, agrupaciones de ciertas células, especialmente los denominados macrófagos, responsables de la inflamación y la respuesta inmune[1], que normalmente sirven para la defensa del organismo, frente a los agentes exteriores y para la eliminación de las sustancias o células propias del sujeto lesionadas, muertas o cancerosas y que deben desecharse del organismo.

En el centro de la lesión, de forma característica, se disponen ciertas células, linfocitos, macrófagos, células epitelioides o con múltiples núcleos, y cierto material como fibrillas, pero no existe un componente de necrosis (fragmentos de restos celulares o material residual del organismo), por lo que lo denominamos como no necrotizante, por contraposición al *"caseum"*, material residual que se presenta típicamente en la tuberculosis, infección que ha acompañado a la humanidad durante siglos y que en otros aspectos recuerda a la sarcoidosis. Este tipo de lesión granulomatosa se denomina "granuloma sarcoideo" y no es

---

1. La inflamación y la respuesta inmune son instrumentos de los que disponemos los seres vivos para la defensa frente a los agentes externos, tales como bacterias, virus y otros agentes infecciosos, y para la limpieza y eliminación de los productos deteriorados del propio organismo, por ejemplo, células que van muriendo o se han destruido y aquellas que se transforman en células cancerosas, que evaden el control habitual de su crecimiento y, por tanto, distorsionan los órganos y sistemas en donde aparecen.

exclusivo de la sarcoidosis, por lo que puede verse, también, en un amplio grupo de enfermedades, que deben descartarse antes de afirmar que el paciente padece una sarcoidosis. Algunos pocos pacientes con sarcoidosis presentan formas necrotizantes de la enfermedad.

3. ¿Se puede decir que la sarcoidosis es una enfermedad autoinmune?

Se considera que la **sarcoidosis** es una **enfermedad autoinmune**. Se piensa que en la sarcoidosis, en un sujeto con un **riesgo genético** de **base**, existe una respuesta del sistema inmune alterada al exponerse a factores desencadenantes, desconocidos por ahora.

El **sistema inmune** nos **defiende** de las agresiones externas. Para hacerlo dispone de un **componente innato**, que no requiere aprendizaje para actuar, y un **componente adaptativo**, que sí lo requiere. En su conjunto, las **enfermedades autoinmunes requieren** la **participación** del **sistema inmune adaptativo** en su desarrollo.

El **componente innato** es la primera barrera que permite a los seres vivos defenderse de las agresiones del exterior. La idea actual, sobre la causa de la sarcoidosis, es que esta parte innata del sistema inmune **participa** en la **fase** más **inicial** del **desarrollo** de la sarcoidosis, pero desconocemos como se produce este fenómeno.

El **componente adaptativo** actúa en dos pasos. Inicialmente reconoce, aprende, la naturaleza de una sustancia frente a la que podría actuar, la llamamos **antígeno**, y posteriormente, en una eventual segunda ocasión, en la que el organismo se encuentre con ella, de forma selectiva y específica, tiene la capacidad de ejercer la acción que le permite eliminarla y anular su posible efecto lesivo. Según el conocimiento actual, **este sistema adaptativo contribuye** en gran medida al **mantenimiento** de la enfermedad en la **sarcoidosis**.

Una **célula fundamental** del sistema inmune y muy implicada en el proceso de la sarcoidosis es el **macrófago** ("macro" indica grande y "fago" indica comer), el cual, en situación de activación, se considera como el **responsable** de la **formación** de los **granulomas** en la sarcoidosis, que en su evolución pueden resolverse por completo o cicatrizar (se denomina proceso de fibrosis), lo que en última instancia supone una lesión permanente del órgano afectado.

Otras células que participan en el proceso de lesión de la sarcoidosis, implicadas también en la respuesta del sistema inmune, serían los **linfocitos T** y **linfocitos B**.

En la actualidad, **no se conoce** la naturaleza del **antígeno responsable** de la puesta en marcha del proceso inicial de la sarcoidosis (la **vimentina**, proteína implicada en varias funciones celulares, se ha visto como una de las posibles candidatas a jugar este papel). El hecho de que, en ocasiones, ciertos agentes, tales como microorganismos, compuestos orgánicos e inorgánicos y fármacos, sean responsables de la presencia de granulomas similares a los que se observan en la sarcoidosis, ha motivado que se planteen también como posibles responsables de la enfermedad, pero, hasta la fecha, no se ha podido confirmar esta relación de causalidad.

En resumen, la participación del sistema inmune, tanto en su componente innato como el adaptativo, como responsables de la agresión frente al organismo que se produce en la sarcoidosis, son indudables, lo que permite considerar que esta **enfermedad** es de **naturaleza autoinmune**.

4. ¿Se asocia la sarcoidosis a enfermedades autoinmunes?

Se ha descrito **asociación** entre la **sarcoidosis** y **otras enfermedades autoinmunes**. Esto era de esperar, en la medida en que hay una clara asociación entre las diferentes enfermedades autoinmunes, y la sarcoidosis parece ser una de ellas. Significa que si una persona tiene sarcoidosis, es más probable que tenga otra enfermedad autoinmune, comparado con la población general en su zona de residencia.

En un estudio hecho en Taiwan en 2017, la probabilidad de tener una enfermedad autoinmune entre los pacientes con sarcoidosis fue de casi el 18 %, en particular la enfermedad autoinmune del tiroides, el síndrome de Sjögren y espondilitis anquilosante. Un **registro** de ámbito nacional en **España** ha encontrado, recientemente, que **16 % de los pacientes** con sarcoidosis presentaban, al menos, una **enfermedad inmune** asociada, siendo la frecuencia el doble de la que se observa en la población general (debe tenerse en cuenta que, probablemente, estas enfermedades inmunes se presentan en el 8-10% de la población general).

5. ¿Tienden a aparecer varios casos de sarcoidosis en la misma familia?

La información sobre la agregación familiar y heredabilidad de los casos de sarcoidosis es escasa y cuestionable, pero **parece** que la **existencia** de **otros casos** de **sarcoidosis** en la **familia supone** un **mayor riesgo** de **padecer** la **enfermedad**, y **tener un pariente** en **primer grado** con sarcoidosis **aumentaría casi 4 veces** la **posibilidad** de **padecer** la enfermedad. En el caso de **gemelos** las probabilidades aumentarían a **17 veces**.

6. ¿Cuál ha sido la historia de la sarcoidosis?

La **primera descripción** de la sarcoidosis se atribuye a Jonathan **Hutchinson**, un médico **cirujano** y **dermatólogo** que trabajó en **Londres**, en la **segunda década** del **siglo XIX** (1869), y que identificó algunos pacientes con lesiones raras de la piel. El carácter sistémico de la enfermedad se reconoció unos años más tarde, sobre finales del siglo XIX. Desde su descripción inicial, la sarcoidosis generó mucha controversia sobre su naturaleza y características. Inicialmente se consideró una enfermedad de la piel, pero en los siguientes años se describieron las manifestaciones en otros órganos, por lo que fue considerada como una enfermedad multisistémica, destacando la afectación torácica, de ganglios linfáticos mediastínicos y otros, así como de los propios pulmones. Con el paso del tiempo pudo observarse su presencia en todos los países, con pacientes de ambos sexos, diferentes razas y edades. También se constató la variabilidad de su frecuencia en estos grupos sociodemográficos y raciales. En los últimos años, los progresos en diferentes disciplinas médicas, especialmente la bioquímica, genética, inmunología y biología molecular, han mejorado ampliamente nuestra comprensión de la enfermedad. No obstante, todavía se está pendiente de aclarar la naturaleza de la sarcoidosis, cuál es su causa, si existe algún agente infeccioso responsable, y los mecanismos a través de los cuales se produce la enfermedad. En resumen, la sarcoidosis tiene una amplia historia médica que se extiende a lo largo de los últimos 150 años.

Desde el **principio**, tras las descripciones de Hutchinson, Ernest Besnier (acuñó el término "lupus pernio"), Caeser Boeck (acuñó el término, "sarcoide" y describió la lesión microscópica), Christian Frederick Heerfordt (acuñó el término "febris uveo-parotidea subchronica"), Jörgen Nilsen Schaumann (concretó que la patología era igual en todos los órganos afectados), Sven Löfgren (síndrome de Löfgren), Ansgar Kveim y Louis Siltzbach (desarrollaron la prueba de Kweim), todos los autores plantearon que se trataba de una **enfermedad sistémica**.

III. FRECUENCIA Y ASPECTOS SOCIODEMOGRÁFICOS DE LA SARCOIDOSIS

Enrique de Ramón Garrido
María del Mar Castilla Castellano
Adoración Martín Gómez

7. ¿Es frecuente la sarcoidosis? ¿Varía la frecuencia y características de la sarcoidosis según factores como la etnia, la raza, edad o el sexo?

Es muy **difícil saber** bien la frecuencia de la **sarcoidosis**. Los **motivos** de esta situación son **variados**, por ejemplo, no se dispone de una definición de los casos, las pruebas para su diagnóstico son poco sensibles y muy variables, el acceso de los pacientes a la atención sanitaria no es similar, tampoco los distintos tipos de la enfermedad se distribuyen de manera uniforme y existen variaciones estacionales, entre otros factores.

La sarcoidosis **se presenta** en **todo** el **mundo**, afecta a **todas** las **razas** y **etnias** y a ambos sexos, con **predominio** entre las **mujeres** (Figura 1).

Puede verse en **todas** las **edades**, pero sobre todo se da en jóvenes y adultos de mediana edad. La mayor frecuencia anual se produce entre los **30 y 50 años** en los **hombres** y los **50 y 60** años en las **mujeres**.

Los **datos** más **recientes** indican que la **frecuencia** de la sarcoidosis puede ir de 1 a 5 casos por cada cien mil habitantes en países asiáticos, a 150 en Suecia o Canadá.

La frecuencia de sarcoidosis en los **Estados Unidos** de **América** es de **60 casos** por cada **cien mil** habitantes, y se observa **especialmente** en sujetos de **raza negra**, **no hispanos**, con las mayores cifras en mujeres afro-americanas, en las que se ha descrito mayor riesgo de muerte, comparadas con mujeres blancas hispanas.

En **España** se estima una **frecuencia** de sarcoidosis similar a la de otros países mediterráneos (**10-20 casos por cien mil habitantes**) lo que la situaría como una enfermedad rara o minoritaria.

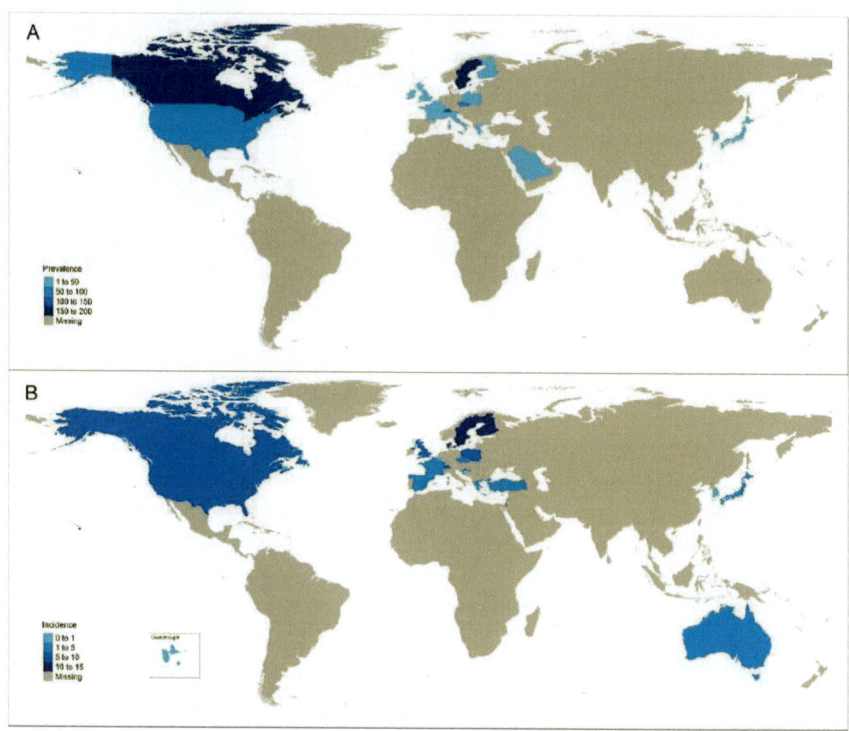

Figura 1. Frecuencia de sarcoidosis en distintos paises del muno. Tomado de Arkema EV, Cozier YC. Sarcoidosis epidemiology:recent estimates of incidence, prevalence and risk factors. Curr Opin Pulm Med 2020;26:527.

Algunas publicaciones indican que la edad de comienzo está aumentando actualmente. Con respecto a la influencia de la etnia/raza, ambos factores deben considerarse como diferenciados, en la medida en que incluyen aspectos sociales y medioambientales que no coinciden con las características genéticas; esto significa que, a la hora de aclarar la importancia de las variables etnia/raza, edad y sexo en la frecuencia de la sarcoidosis, es importante la incorporación en los estudios de las medidas sobre los determinantes sociales de salud (p.ej., experiencias sobre racismo y discriminación, situación socioeconómica, dificultades/facilidades sanitarias, etc.

En **nuestro país** no hay registros unificados de enfermedades autoinmunes. Una **reclamación** de **ANES** (Asociación Nacional de Enfermos de Sarcoidosis) es que **todos** los **casos** de **sarcoidosis** diagnosticados se **registren** en el **Instituto Carlos III**. Indudablemente, si esto fuera así, se impulsaría enormemente el conocimiento y la investigación en sarcoidosis en nuestro medio.

8. La sarcoidosis en jóvenes y niños menores de 18 años, ¿es igual que la de los adultos?

La sarcoidosis en **niños** y **jóvenes** menores de 18 años **es** una enfermedad granulomatosa **poco frecuente**, de la que se desconoce la causa y que puede afectar a todos los órganos y sistemas, lo que es muy parecido a la situación de los adultos.

Se **puede presentar** con **fiebre**, **pérdida** de **peso** y **lesiones cutáneas**, como lo más frecuente, seguido de problemas respiratorios en menos ocasiones.

Para su **diagnóstico**, con frecuencia, se requiere análisis de muestras de los tejidos. Las lesiones analizadas con el microscopio son similares a las que presentan los adultos.

En la **mayoría** de los **casos**, el cuadro **se resuelve** de **forma espontánea**, con lo que no es necesario ningún tratamiento más allá de la medicación sintomática. Cuando se requiere **medicación** específica para la sarcoidosis en los niños, se utilizan los **glucocorticoides**, orales o intravenosos, según la necesidad, igual que en los adultos.

La reaparición de las manifestaciones fuera del tórax, es más frecuentes que las que reaparecen en la cavidad torácica, por lo que debe vigilarse al paciente durante un largo periodo.

Dada la rareza del proceso, se recomienda que sea atendido en una unidad con experiencia en esta patología. Existe la posibilidad de que la enfermedad del niño continúe en la edad adulta a pesar del tratamiento.

IV. CAUSAS DE LA SARCOIDOSIS

Enrique de Ramón Garrido
María del Mar Castilla Castellano
Adoración Martín Gómez

9. ¿Cuáles son las causas responsables de la sarcoidosis?

Se considera que un **agente** del **medio ambiente**, **químico** o **físico**, o de **tipo biológico**, sería **responsable** de la **activación** de la **enfermedad en sujetos con** cierta **predisposición genética**. Uno de los principales componentes de la inflamación que se produce en la sarcoidosis serían los linfocitos T, células pertenecientes al sistema inmune, que normalmente nos defiende de las infecciones y que se encargan de eliminar los restos celulares propios del sujeto; estos linfocitos T responden de forma excesiva a un antígeno desconocido (la vimentina, proteína implicada en varias funciones celulares, se ha visto como posible candidato a jugar este papel), sin conseguir su eliminación adecuada.

Se han descrito **agentes medioambientales** que se consideran posibles **responsables** de algunos de los casos de sarcoidosis: insecticidas, moho, olores a humedad y aire acondicionado central en el hogar, así como diferentes agentes infecciosos. No obstante, la cuestión no está aclarada todavía.

10. ¿Se puede contagiar la sarcoidosis?

La sarcoidosis **no es una enfermedad infecciosa**, por lo que **no existe posibilidad de contagio**. Cuando sepamos qué factor o factores medioambientales son los responsables de la enfermedad, tendremos seguridad de la situación, pero los datos disponibles no hacen pensar que se trate de una enfermedad transmisible. Aunque la sarcoidosis se ha relacionado con la tuberculosis y algunas enfermedades infecciosas dan lugar al desarrollo de granulomas, no hay pruebas de que ninguna de ellas sea responsable de esta enfermedad.

11. ¿Hay factores de riesgo para el desarrollo de sarcoidosis?

Como se comenta con anterioridad, la **edad intermedia** de la vida, el **sexo femenino**, características **genéticas** no aclaradas totalmente en este momento, tener un **familiar con sarcoidosis** o alguna otra enfermedad autoinmune y alguna **razas** o etnias, como las de los países nórdicos y afroamericanos, son **factores de riesgo** de mayor frecuencia de sarcoidosis.

La **obesidad** se ha considerado un **factor** de **riesgo** para el desarrollo de la sarcoidosis.

Por su parte, la exposición a los cristales de sílice en minas, la construcción y la agricultura, son posibles factores de riesgo de numerosas enfermedades autoinmunes, entre ellas, la sarcoidosis, pero las evidencias sobre el tema también son bastante débiles. En alguna ocasión se ha argumentado que el trabajo de bombero, en relación con humos de composición desconocida, puede ser un factor de riesgo de sarcoidosis. Tras el desastre de las torres gemelas de Nueva York, el 11 de septiembre de 2001, se han descrito casos de sarcoidosis en los trabajadores que se expusieron a los restos de los edificios, en particular los bomberos.

Otros tóxicos medioambientales, como los insecticidas, hongos u otras sustancias responsables de inflamación podrían estar implicadas, pero no hay datos consistentes sobre sus efectos. Lo mismo se puede comentar sobre los posibles efectos de fármacos utilizados en la infección por el virus de la inmunodeficiencia adquirida o biológicos monoclonales empleados para el tratamiento del cáncer.

12. ¿Hay factores protectores de sarcoidosis? ¿Es verdad que el consumo de tabaco mejora el curso de la sarcoidosis?

Aquellos factores que se oponen a los que hemos descrito como factores de riesgo: sexo masculino, edades extremas de la vida, ciertas características genéticas poco claras en la actualidad, no tener familiares con sarcoidosis u otras enfermedades autoinmunes y pertenecer a razas diferentes a las del norte de Europa o la afroamericana, pueden suponer menor riesgo de padecer sarcoidosis.

Se ha descrito que **ser fumador disminuye** el **riesgo** de padecer **sarcoidosis**. Está por aclarar el papel que pueda tener la nicotina en este resultado. No obstante, **no puede recomendarse el tabaco para prevenir la enfermedad**. Los **estudios** que han investigado el problema **no avalan con suficiente seguridad la situación** y es sabido que el tabaco es perjudicial en muchos otros aspectos.

13. ¿Se conoce el mecanismo de producción de la sarcoidosis?

Aunque sabemos que la sarcoidosis es una enfermedad causada por el sistema inmune, el sistema encargado de la defensa del organismo frente a los agentes infecciosos, la limpieza de los restos celulares y control del desarrollo de las células cancerosas, en realidad **no conocemos** cuál es el **mecanismo exacto** de **producción** de la **sarcoidosis**.

14. ¿Qué es la sarcoidosis inducida por fármacos?

Se han descrito varios **fármacos potencialmente responsables** del **desarrollo** de **sarcoidosis**. El **mecanismo** es **desconocido**, pero el hecho de que se resuelva tras el abandono de la medicación sugiere que realmente sean agentes causales. En los últimos años, se han publicado varios casos de sarcoidosis asociados al uso de **tratamientos** con **biológicos** anti-TNF-alfa (infliximab o etanercept), **interferón-alfa**, **interferón pegilado**, **alemtuzumab** (anticuerpo monoclonal anti-CD52), **fármacos antirretrovirales** y **quimioterápicos**

15. ¿Puede prevenirse el desarrollo de la sarcoidosis? ¿Cómo?

Dada la incertidumbre que existe sobre cuáles son los factores responsables de la sarcoidosis, especialmente sobre aquellos prevenibles, las **recomendaciones** no pueden ir más allá de las de carácter universal que se indican a la población general, referentes a seguir una **vida saludable**.

Como la obesidad es responsable de inflamación, pero también de enfermedad cardiovascular, deben seguirse las normas sobre el mantenimiento de un adecuado peso corporal, considerando una dieta normocalórica y la práctica de un ejercicio físico suficiente. La higiene corporal, con lavado de manos para evitar infecciones es también recomendable. También es recomendable, como norma general, evitar la exposición al polvo y productos químicos o gases tóxicos, que podrían desencadenar una reacción inflamatoria. El consumo regular de agua, unos dos litros al día, u otros líquidos, puede ayudar en la eliminación de productos tóxicos del organismo, pero, también se trata de una norma general, que puede variar en función del lugar y tipo de vida del sujeto.

16. ¿Qué influencia tiene la genética en el desarrollo de la sarcoidosis?

El genoma determina las funciones y capacidades del organismo humano. La predisposición genética a la sarcoidosis se ha evaluado en distintos estudios. Los lugares donde se disponen los genes responsables de la presentación de los antígenos (moléculas capaces de generar una respuesta del sistema inmune), están en el cromosoma 6 y son los genes de su región HLA de clase II y el gen parecido a butirophilina 2 (BTNL2]), los que más se asocian al desarrollo de la sarcoidosis, así como a ciertas formas específicas de la enfermedad. Aunque estos genes suponen susceptibilidad a padecer sarcoidosis, la mayor proporción de la heredabilidad en la sarcoidosis está todavía sin explicar.

V. DIAGNÓSTICO DE LA SARCOIDOSIS

Agustín Colodro Ruiz
Marta García Morales
Gracia Cruz Caparros

17. ¿Cómo se hace el diagnóstico de la sarcoidosis?

El diagnóstico de la sarcoidosis, cómo el de todas las enfermedades, comienza con la **historia clínica** y los hallazgos de la **exploración física**. Luego, en función de los órganos afectados, se precisaran una serie de **pruebas complementarias**, que pueden variar de un enfermo a otro. En general, la **confirmación** de **sarcoidosis requiere** la práctica de la **biopsia** de algún **órgano afectado** por la enfermedad.

En muchas **ocasiones** el **diagnóstico** es **sencillo,** incluso puede sospecharse, de forma fortuita, a raíz de los hallazgos de alguna prueba complementaria realizada por cualquier motivo. En **otras**, sobre todo cuando la enfermedad afecta a órganos de difícil acceso, como los ojos, el corazón, o el sistema nervioso central, el **diagnóstico** es **más difícil** y, con frecuencia, se recurre a criterios clasificatorios.

Dada la complejidad de la enfermedad, y la gran cantidad de pruebas que puede requerir su diagnóstico, en esta guía hemos decidido hacer una primera visión general del diagnóstico y, a la hora de desarrollar las diferentes manifestaciones clínicas, hacer una descripción más específica de las pruebas necesarias para diagnosticar la afectación de cada órgano particular.

18. En una analítica general, no encaminada específicamente al estudio de sarcoidosis, ¿qué datos pueden orientar al médico de atención primaria sobre esta enfermedad?

Cuando vamos al **médico** de **familia** porque nos encontramos mal, y el médico no detecta un problema concreto, con frecuencia nos va a pedir una analítica general en la que se incluyen, básicamente (siempre dependerá de cada médico y cada situación), un **hemograma** (en el que se ven las células de la sangre (glóbulos rojos, glóbulos blancos y plaquetas), una **velocidad de sedimentación** (**VSG**), que valora de una forma inespecífica, un posible estado inflamatorio, una **bioquímica general**, en la que se valoran datos referentes, entre otros, a una posible alteración renal o hepática, y un análisis básico de **orina**.

La **sarcoidosis no** produce **grandes alteraciones** en la **analítica general**. Eso puede contribuir a que, con frecuencia, el **diagnóstico** se **demore**. No obstante, como es un proceso inflamatorio que puede afectar a cualquier órgano del cuerpo, sí que pueden observarse algunas alteraciones que, en ocasiones, son sutiles y pueden variar en función del órgano o los órganos que estén afectos en cada caso.

En el **hemograma**, el médico de familia puede ver, en ocasiones, discreta **anemia** (glóbulos rojos o hematíes bajos) y ocasional **leucopenia** (descenso de glóbulos blancos), sobre todo a expensas de los linfocitos (**linfopenia**).

La VSG puede estar elevada. Pero no son habituales grandes elevaciones.

En la **bioquímica general** podemos ver alteraciones de las **pruebas hepáticas** (aumento de la fosfatasa alcalina, bilirrubina o de las transaminasas) y alteraciones de la **función renal** (elevación de la urea y de la creatinina) y algunos pacientes pueden tener **elevación** de los **niveles** de **calcio** en la sangre. Lo que pasa es que, los niveles de calcio no se suelen solicitar en una analítica general.

Sin embargo, **no hay ningún dato analítico que** en sí mismo **asegure** que el **paciente sufre** una **sarcoidosis**. Por esta razón, si el médico de familia detecta alguna o varias de estas alteraciones es necesario hacer el diagnóstico diferencial, es decir, pensar en todas las enfermedades que pueden ocasionarlas (incluida la sarcoidosis) e investigar para llegar al diagnóstico definitivo.

19. Me han dicho que tengo la enzima conversora de la angiotensina (ECA) alta: ¿Qué es la ECA? ¿Está la ECA siempre elevada en la sarcoidosis? ¿Qué utilidad tiene la determinación seriada de la ECA en el seguimiento de la sarcoidosis?

La **ECA** es el **acrónimo** de **enzima convertidora** de **angiotensina**. Es una enzima (proteína que induce cambios químicos) que se produce en los granulomas de la sarcoidosis. En un **60 %** de los **pacientes** con sarcoidosis está **elevada**, pero **no es una prueba determinante** ni para el diagnóstico ni para el seguimiento de la enfermedad. Esto se debe a que es inespecífica, es decir, puede estar aumentada en cualquier otra enfermedad que produzca granulomas (como la tuberculosis, silicosis, linfomas...) y también puede estar disminuida por otros factores como podría ser el tratamiento con antihipertensivos de tipo inhibidores de la enzima conversora de la angiotensina (IECAs), como por ejemplo acetensil, captopril, perindopril, lisinopril o fosinopril, entre otros, que se utilizan con mucha frecuencia para el control de la tensión arterial.

Por lo tanto, aunque puede ser de **ayuda** para realizar el **diagnóstico** sobre todo en aquellos pacientes con determinaciones muy altas, no se recomienda como prueba definitiva para el mismo, ni tampoco como biomarcador para monitorizar o valorar la respuesta al tratamiento.

20. En los pacientes con sospecha de sarcoidosis, ¿se debe hacer valoración de otros diagnósticos y posibles infecciones, incluyendo una tuberculosis?

La lesión típica de la sarcoidosis, el **granuloma**, **no** es **específica** de esta enfermedad y pueden observarse granulomas en multitud de enfermedades de diferente naturaleza. Así pues, la presencia de granulomas en una biopsia debe hacer que los médicos descartemos toda una serie de enfermedades. Es lo que se denomina **diagnóstico diferencial**.

Para realizar este **diagnóstico diferencial** es fundamental saber si el paciente ha estado expuesto a diferentes sustancias a nivel profesional o en su hábitat natural. Esto nos permitirá valorar enfermedades tales como la silicosis, beriliosis, asbestosis, neumonitis por hipersensibilidad..., si ha tomado fármacos o se ha realizado tatuajes con los que pueda haber desarrollado una enfermedad granulomatosa por cuerpos extraños, si presenta una inmunodeficiencia o si vive en una zona propicia para infecciones por algunos hongos como la histoplasmosis, la coccidioidomicosis o la blastomicosis. El linfoma Hodgkin es una entidad con la que será necesaria también realizar este diagnóstico diferencial.

La **tuberculosis**, dada la zona donde vivimos y la frecuente migración actual, es quizá **uno** de los **diagnósticos diferenciales más importantes**. Para descartar infecciones, será necesario realizar pruebas serológicas y de antígenos, test como el de la tuberculina, aunque a veces en los pacientes con sarcoidosis puede ser poco reactivo, medición de niveles de interferón gamma y cultivos de esputo de muestras obtenidas en una fibrobroncoscopia, así como cultivo y estudio anatomopatológico sobre las biopsias obtenidas.

21. ¿Qué es una biopsia?

Se trata de la **obtención** de una **muestra** de **tejido** para su **examen** y estudio, fundamentalmente con fines diagnósticos o pronósticos y, habitualmente, con anestesia local.

En el caso de la sarcoidosis el **hallazgo característico** en una biopsia es el **granuloma no necrotizante**. El problema es que, aunque puede acompañarse de datos que lleven al patólogo a pensar en esta enfermedad, se trata de un hallazgo común a algunas otras enfermedades denominadas granulomatosas, con las que habrá que hacer lo que los médicos llamamos un diagnóstico diferencial.

22. ¿Es necesaria siempre una biopsia para establecer el diagnóstico de sarcoidosis? ¿Hay algunas formas de sarcoidosis tan típicas que no precisan biopsia?

Salvo en algunas **excepciones**, dada su forma típica de presentación prácticamente exclusiva de la sarcoidosis, como son el **síndrome** de **Löfgren** o el síndrome de **Heerdfort**, que comentamos aparte, o en algunos casos de adenopatías hiliares bilaterales asintomáticas, el **diagnóstico definitivo** de la sarcoidosis **requiere identificar órganos** posiblemente **afectados** y susceptibles de biopsia para demostrar la presencia histopatológica de granulomas no necrotizantes y excluir otros posibles diagnósticos.

A veces, por diferentes circunstancias, no es posible realizar una biopsia, por lo que concluiremos en diagnóstico de "probable sarcoidosis" en base a hallazgos clínicos y resultados de diferentes pruebas complementarias realizadas, altamente sugestivas de sarcoidosis y tras exclusión en lo posible de otros diagnósticos. En estas situaciones son especialmente útiles los criterios clasificatorios que comentamos en la pregunta 23.

23. ¿Qué son los criterios clasificatorios de una enfermedad?

Se trata de un **conjunto** de **datos**, sobre todo **clínicos**, pero también procedentes de **pruebas complementarias**, con **alta sensibilidad** (que se detectan en la mayoría de los pacientes con la enfermedad) y **especifidad** (que aunque puedan observarse en pacientes con otras enfermedades, se observen con más frecuencia en pacientes con sarcoidosis), que son útiles para diferenciar unas enfermedades de otras que cursan con manifestaciones parecidas.

Los criterios clasificatorios son especialmente útiles en las enfermedades inmunomediadas, que, en ocasiones, son difíciles de diferenciar unas de otras, especialmente en las fases iniciales.

Los criterios clasificatorios se han desarrollado, fundamentalmente, para homogeneizar las características de los pacientes que se incluyen en ensayos clínicos y otros estudios de investigación.

En el caso de la sarcoidosis son útiles para la clasificación de pacientes con afectación de órganos en los que la biopsia no es posible o es complicada: ojos, sistema nervioso o corazón, fundamentalmente.

24. ¿Qué órganos se biopsian de forma más habitual para llegar al diagnóstico de sarcoidosis?

La **selección** del **órgano** a **biopsiar** es una decisión **importante**. Normalmente se selecciona aquella zona donde resulte ser un **procedimiento** más **fácil** y menos invasivo, con **mayor rentabilidad** y **menor probabilidad** de tener **consecuencias indeseables**.

En los pacientes que tienen solo afectación intratorácica, debería realizarse biopsia pulmonar o ganglionar bajo procedimiento endoscópico, reservando una biopsia quirúrgica para aquellos casos no diagnósticos tras la obtención de muestras endoscópicas.

La piel, los nódulos subcutáneos o el tejido glandular se consideran excelentes como lugar de biopsia en caso de manifestaciones extratorácicas. Las biopsias de otros órganos internos tales como el corazón, riñón, hígado o sistema neurológico son más agresivas y tienen menos rentabilidad diagnóstica por lo que se realizan de forma excepcional para establecer el diagnóstico de sarcoidosis.

CONSIDERACIONES PREVIAS

Agustín Colodro Ruiz

Gracia Cruz Caparrós

25. ¿Qué entendemos por síntoma en medicina?

En medicina, el **síntoma** se refiere a lo que el **paciente** le **cuenta** al médico que le pasa y puede ser tanto un problema físico como mental.

Los **síntomas** no se pueden observar y **no se manifiestan** en los **exámenes médicos**.

Por ejemplo, si un enfermo nos dice que está muy cansado, nosotros no vemos ese cansancio; tampoco vemos nada si nos dice que le duele la cabeza. Esto es algo que suele poner muy nervioso al enfermo que lo padece, sobre todo cuando el médico o, especialmente las personas de su entorno, ponen en duda que sea cierto.

26. ¿Qué entendemos por signo en medicina?

En contraste con lo que entendemos por síntoma, con el término **signo** nos referimos a los **datos** que identificamos mediante un **examen físico** o una **prueba complementaria** que nos indica la posibilidad de que una persona tenga una determinada enfermedad o una manifestación de la misma.

Por ejemplo, si un enfermo se queja de dolor de garganta y el médico en la exploración observa placas de pus en las amígdalas, eso será un signo que le llevará a pensar en una amigdalitis; si un paciente se queja de que tiene mucha sed y orina mucho y el médico pide una analítica de sangre en la que encuentra cifras elevadas de azúcar, eso será un signo que al médico le hará pensar que el paciente puede tener una diabetes.

En ocasiones, el síntoma es visible por el médico. Por ejemplo, si el enfermo presenta una lesión en la piel, esa manifestación será tanto un síntoma como un signo. Los enfermos, por lo general, prefieren tener síntomas que sean fácilmente observables.

27. ¿Todos los pacientes con sarcoidosis tienen síntomas?

No todos los pacientes con **sarcoidosis tienen síntomas**. De hecho, en ocasiones, la sarcoidosis se diagnostica de forma fortuita a partir de un hallazgo en una radiografía de tórax, en la que se observa la presencia de ganglios en el mediastino, o una analítica con hallazgos sugerentes de sarcoidosis, como pueden ser un aumento del calcio en una analítica de sangre u orina solicitadas por cualquier motivo diferente al estudio de una posible sarcoidosis.

28. ¿Se manifiesta la sarcoidosis igual en todos los pacientes?

La **sarcoidosis** se **manifiesta** de **diferente manera** en **cada paciente**. En esta diferencia influyen, entre otras cosas, tanto los órganos afectos como el grado de afectación de cada uno de ellos.

Por otra parte, también hay diferencias en relación con el sexo y la raza. En las mujeres la enfermedad se suele presentar después de los 40 años, es más frecuentemente la afectación neurológica, ocular y el eritema nudoso; mientras que en los varones son más frecuentes las alteraciones del metabolismo del calcio. Pero estos son datos globales. Luego, cada enfermo, es un mundo.

Los pacientes de raza negra suelen tener una enfermedad más agresiva. Con frecuencia tendrán afectación cutánea distinta del eritema nudoso, afectación ocular, hepática, de médula ósea y adenopatías extratorácicas.

Se calcula que en el 90 % de los casos hay afectación torácica (ganglionar y/o pulmonar); en el 50 % hay manifestaciones extratorácicas asociadas a las torácicas y en un 2 % solo manifestaciones extratorácicas.

MANIFESTACIONES GENERALES

Agustín Colodro Ruiz
Marta García Morales

29. ¿Qué entendemos por síntomas generales y cuales cabe esperar en el paciente con sarcoidosis?

Los **síntomas generales** son aquellos que no hacen referencia a ningún órgano en concreto y, además, son **inespecíficos**. Es decir, son muy **comunes** y pueden aparecer en **muchas enfermedades** (infecciones tanto leves como graves, tumores, diabetes, enfermedades del tiroides, enfermedades autoinmunes, etc.).

Estos **síntomas**, debidos, al menos en parte, a la repercusión global en el organismo que tiene la inflamación, **aparecen** aproximadamente en un **tercio** de los **pacientes** y se refieren, entre otros, a manifestaciones como la **fiebre**, la **pérdida** de **peso**, el **malestar general**, la **astenia** (sensación de **cansancio continuo**), la **debilidad muscular** y la **intolerancia** al **ejercicio** (es decir, cansancio intenso con el mínimo esfuerzo).

30. Me han diagnosticado sarcoidosis, ¿es normal que tenga tanto cansancio?

Cansancio es **lo mismo** que decir **fatiga, agotamiento, debilidad** o **desfallecimiento**. Podemos ver dos tipos de cansancio: por un lado, el **cansancio continuo** o falta de fuerzas, que una persona tiene incluso estando en reposo, sin hacer esfuerzo, es lo que conocemos como **astenia** y, por otro, el **cansancio** intenso que puede aparecer al **hacer** un **esfuerzo** muy **pequeño** o dar un pequeño paseo (es lo que conocemos como **fatigabilidad**); ambos conceptos son formas distintas de cansancio y pueden aparecer juntas en la misma persona.

El **cansancio** puede aparecer en la **sarcoidosis**, al igual que en muchas otras enfermedades inflamatorias inmunomediadas. En ocasiones podemos encontrar causas que expliquen el cansancio. En el caso de la sarcoidosis el paciente puede tener fiebre o anemia, alteración en el hígado o en el riñón, lesiones en el corazón o en el sistema nervioso, etc., y todas estas circunstancias pueden provocar esa sensación de cansancio. Pero, en otras muchas ocasiones, no encontramos una causa aparte de la propia enfermedad.

Cuando tenemos una causa concreta, el cansancio puede mejorar al tratar esa situación responsable. Cuando no hay una causa concreta, puede ser difícil de tratar y, además, ese **cansancio** va **afectar mucho** a la **calidad de vida**.

31. Me han dicho que tengo fibromialgia. ¿Qué es la fibromialgia? ¿Es posible tener fibromialgia y sarcoidosis?

La **fibromialgia** es una **enfermedad** caracterizada por **dolor musculoesquelético generalizado crónico** que, con frecuencia, se acompaña de fatiga, dificultad para concentrarse, problemas para dormir, ansiedad o depresión, dolor de cabeza y otros síntomas. El dolor de la fibromialgia se localiza en los músculos, los ligamentos y los tendones, pero, no hay inflamación en estas localizaciones.

La fibromialgia es una **enfermedad** que ha sido **controvertida** pues los pacientes se ven bien, tienen buen aspecto y la exploración es normal (aunque puede haber sensibilidad o molestias dolorosas al presionar los músculos, ligamentos y tendones). Además, los análisis y exploraciones radiológicas son normales. Esto ha dado lugar a que a menudo sea considerada un problema psicológico. Sin embargo, los estudios realizados sugieren que los pacientes con fibromialgia tienen hipersensibilidad generalizada y perciben como muy molestos algunos estímulos visuales, determinados olores y ciertos sonidos, igualmente perciben como dolorosos estímulos táctiles que en otras personas no lo son (tienen un trastorno de la regulación de los estímulos dolorosos).

Un paciente puede tener fibromialgia sin otra patología más, pero, con frecuencia, la **fibromialgia puede aparecer asociada** a **otras enfermedades** como el síndrome del intestino irritable, la migraña, trastornos del sueño, enfermedades inmunomediadas (artritis reumatoide, espondiloartropatías, lupus eritematoso sistémico, etc.) y otros procesos. Aunque no es habitual que aparezcan juntas, un paciente con sarcoidosis sí que podría sufrir al mismo tiempo una fibromialgia. Lo que sí puede pasar es que, los **síntomas inespecíficos**, propios de la **sarcoidosis**, **se confundan** con una **fibromialgia**.

32. Me han dicho que tengo fatiga crónica. ¿Qué es la fatiga crónica? ¿Es posible tener fatiga crónica y sarcoidosis?

La **fatiga crónica** podríamos definirla como una **sensación** de **cansancio continuo** y puede ser debida a muchas enfermedades y circunstancias. El conocido como **síndrome** de **fatiga crónica** se caracteriza por provoca una **profunda debilidad** que, además, se acompaña de otros síntomas muy típicos como: malestar general después de hacer esfuerzos, sueño no reparador, alteraciones cognitivas (problemas de memoria, dificultad para pensar o para expresarse, etc.), sensación de mareo o malestar al ponerse en pie después de estar acostado o sentado, etc.

La sarcoidosis, como sabemos, puede provocar en los pacientes fatiga, más o menos intensa dependiendo del grado de inflamación y de los órganos que estén afectados. Lo habitual es que al controlar esa inflamación mejore la fatiga. Sin embargo, un paciente con sarcoidosis también puede sufrir un cuadro de fatiga crónica que no tiene ninguna relación con la inflamación. Podría pasar, por tanto, como con la fibromialgia, que se **confundan** los **síntomas** y, **sobre** todo en las **fases iniciales** de la **enfermedad**, cuando predominan esos síntomas generales, se establezca el diagnóstico de fatiga crónica.

AFECTACIÓN PULMONAR EN LA SARCOIDOSIS

Marta García Morales
Cristina Borrachero Garro

33. ¿Qué síntomas pueden aparecer a nivel pulmonar?

Hasta el **90 %** de los pacientes con **sarcoidosis** tienen **afectación pulmonar**. **Muchos** de ellos están **asintomáticos**, pero **cuando** aparecen **síntomas**, los **más frecuentes** son la **disnea (sensación** subjetiva de **falta** de **aire)**, la **tos** o el **dolor** o **molestias** inespecíficas a nivel del **tórax**.

34. Tengo sarcoidosis y me falta el aire. Me han dicho que puedo tener asma. ¿Qué diferencia hay entre el asma y la sarcoidosis?

El **asma** es una **enfermedad** que se caracteriza por la **inflamación** de los **bronquios** (tanto los de mayor como los de menor tamaño) y esta inflamación supone una obstrucción de la vía aérea responsable de los síntomas de la enfermedad (tos, dificultad para respirar, "pitos", opresión torácica...). La **sarcoidosis** es una enfermedad inflamatoria que, cuando afecta a la vía aérea, **produce** los **mismos síntomas** que el asma, pero a diferencia de éste, la sarcoidosis puede afectar a otros órganos.

Desde un punto de vista práctico, en ambas enfermedades la clínica mejora con broncodilatadores y corticoides (pues ambas son enfermedades inflamatorias), por lo que, en muchas ocasiones, no se puede distinguir entre una y otra en función de la respuesta al tratamiento.

No obstante, si el médico tiene dudas, tiene herramientas para poder hacer el diagnóstico correcto.

35. Al hacerme una radiografía de tórax, por un traumatismo que tuve, me han dicho que puedo tener una sarcoidosis. Yo no tengo síntomas, ¿es eso posible?

Sí, es posible. Hasta un **50 %** de los **pacientes** con sarcoidosis están **asintomáticos** en el **momento** del **diagnóstico**. En estos casos, la enfermedad se sospecha por encontrar "por casualidad" alteraciones en radiografías o TAC de tórax solicitados por otros motivos.

36. ¿Qué puede observar el médico al explorar mis pulmones?

La **auscultación respiratoria habitualmente** es **normal**. Se podrán encontrar los "ruidos" propios de la obstrucción de la vía aérea (por ejemplo, sibilantes, más conocidos por los pacientes como "pitos") y, aunque son muy poco frecuentes incluso en pacientes con **enfermedad avanzada**, también se podrían auscultar unos ruidos que los médicos conocemos como **crepitantes** y que nos indican que hay afectación pulmonar.

En las exploraciones complementarias de imagen (radiografía o TAC de tórax las más frecuentes) podrán verse adenopatías (ganglios de mayor tamaño del habitual) en los hilios pulmonares (la zona por la que llegan al pulmón los vasos y los bronquios principales) o en mediastino (zona central del tórax, entre los dos pulmones). En los pulmones propiamente dichos los hallazgos pueden ser muy variados, opacidades nodulares, reticulares o en vidrio deslustrado, consolidaciones, cambios quísticos o fibrosis, por ejemplo. Es excepcional la afectación de la pleura (tejido fino que recubre los pulmones y reviste la pared interior de la cavidad torácica).

Por último, en las pruebas de función respiratoria (espirometría o pletismografía) se podrán encontrar datos de obstrucción de la vía aérea o disminución del intercambio gaseoso (intercambio del oxígeno y el dióxido de carbono).

37. ¿Qué pruebas de imagen son útiles para estudiar mis pulmones? ¿Es suficiente la radiografía de tórax para estudiar a un paciente con sarcoidosis? ¿Qué aporta la tomografía axial computarizada (TAC), al estudio de la sarcoidosis?

Las pruebas de imagen más utilizadas son la **radiografía** simple de **tórax** y la **tomografía axial computarizada** (TAC).

La TAC generalmente se realiza para definir mejor las alteraciones encontradas en la radiografía de tórax (pues proporciona imágenes mucho más detalladas que la radiografía simple) o para completar el estudio en pacientes en los que no se han encontrado alteraciones significativas en la radiografía de tórax, pero se sospecha sarcoidosis. En la **mayoría** de los **casos** no suele ser suficiente sólo la radiografía y **se acaba realizando TAC**.

38. Me han dicho que tengo un estadio I, II, III o IV de sarcoidosis. ¿Qué son los estadios de la sarcoidosis?

Los estadios de la sarcoidosis se refieren a una clasificación clásica basada en los hallazgos de la radiografía de tórax con implicaciones pronósticas.

Estadio 0: radiografía normal.

Estadio I: presencia de adenopatías (ganglios). En el 75% de los casos las adenopatías se resuelven en 3 años sin necesidad de tratamiento y sólo el 10 % persisten de forma crónica (>10 años).

Estadio II: presencia de adenopatías y afectación pulmonar. Se ven en el momento del diagnóstico en el 25 % de los pacientes. Dos tercios se resuelven espontáneamente. Suelen presentar síntomas leves y muchos de ellos no requieren tratamiento.

Estadio III: afectación pulmonar sin adenopatías.

Estadio IV: fibrosis pulmonar.

39. ¿Qué es la fibrosis pulmonar?

Se habla de fibrosis pulmonar cuando se forman **cicatrices** que **impiden** el correcto **funcionamiento** del **pulmón**.

40. ¿Puede la sarcoidosis producir fibrosis pulmonar?

A menudo la fibrosis es consecuencia de un proceso inflamatorio previo. Puesto que la sarcoidosis es una enfermedad inflamatoria, sí que puede ser causa de fibrosis pulmonar, aunque, afortunadamente, en una proporción pequeña de pacientes.

41. Me han dicho que tengo adenopatías en el mediastino. ¿Qué es el mediastino?

Se conoce como **mediastino** al **espacio** situado **entre** el **esternón** (por delante), la **columna vertebral** (por detrás) y los **dos pulmones** (a los lados). Contiene el corazón, los grandes vasos sanguíneos, la tráquea, el timo, el esófago, ganglios y tejido conectivo. Figuras 2 y 3.

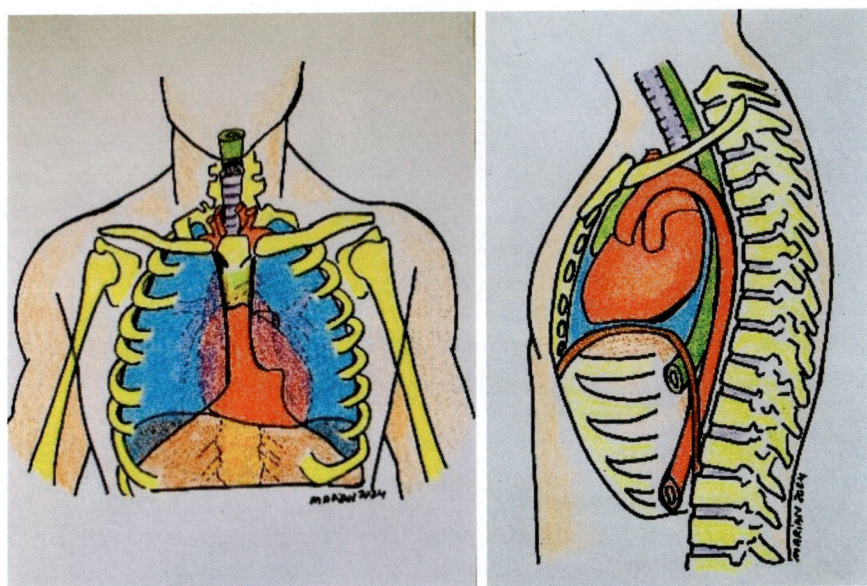

Figuras 2 y 3. Vista anteroposterior y lateral del mediastino, donde asientan los ganglios que con frecuencia se afectan en la sarcoidosis.

42. ¿Qué son las pruebas de función respiratoria? ¿Cuáles son las pruebas de función respiratoria más habituales?

Las pruebas de función respiratoria son un **tipo** de **examen médico** que **permite analizar** el **funcionamiento** del **aparato respiratorio** (pulmón y vías respiratorias) y con ello diagnosticar el tipo y la gravedad de sus enfermedades.

Hay **múltiples pruebas** de función respiratoria, la **más básica** y conocida es la **espirometría**, pero no es la única. Otra realizada con mucha frecuencia es la **pletismografía**. La diferencia entre ambas es el tipo de parámetro que miden. La **pletismografía mide volúmenes** de aire mientras que la **espirometría** mide fundamentalmente **flujos** (el movimiento de dichos volúmenes). Además, la pletismografía aporta información sobre la elasticidad y resistencia del aparato respiratorio.

Desde el **punto** de **vista** del **paciente, ambas pruebas consisten** en **soplar** por una **boquilla**, con una pinza en la nariz y siguiendo las instrucciones del sanitario que realiza el estudio ("respire tranquilo", "eche todo el aire que pueda", "llene el pecho todo lo que pueda", etc.), de ahí que muchos pacientes las conozcan de forma coloquial como **"las pruebas de soplar"**. La **diferencia radica** en el **aparato** al **que** se **conecta** dicha **boquilla** y las mediciones que éste realiza.

43. El médico sospecha que tenga una sarcoidosis y me ha propuesto hacer una fibrobroncoscopia para obtener una muestra de mis pulmones. ¿Qué es la fibrobroncoscopia? ¿Cómo se hace? ¿Qué información aporta?

La **fibrobroncoscopia** o broncoscopia flexible es una **técnica diagnóstico-terapéutica mínimamente invasiva** llevada a cabo por los neumólogos. Consiste en la introducción por la fosa nasal (lo más frecuente), por la boca o por una eventual traqueostomía (en casos excepcionales) de un tubo flexible (llamado broncoscopio flexible) que en su extremo distal dispone de una cámara. Además, tiene un espacio hueco en su interior (que se conoce como canal de trabajo) por el que se pueden introducir líquidos (suero o fármacos) o instrumentos de trabajo como agujas o pinzas de minúsculo tamaño. Por último, consta de un sistema de aspiración. Todo esto nos **permite**, en primer lugar, **ver** de forma directa **el interior** de **la vía aérea** (fosa nasal, laringe, tráquea y bronquios) hasta las ramificaciones de tamaño similar al broncoscopio (las más distales, y por tanto las más pequeñas, no son explorables por esta técnica porque el tamaño del broncoscopio no lo permite). En segundo lugar, **podemos tomar** diferentes tipos de **muestras** como por ejemplo aspirar secreciones de la vía aérea (es lo que se conoce como un **aspirado broncoalveolar** o por sus siglas **BAS**), introducir en la vía aérea una pequeña cantidad de suero y luego aspirarla (de esa manera arrastra contenido de la vía aérea más distal) que es lo que se llama **lavado broncoalveolar** (o por sus siglas BAL), es posible **coger muestra** de la mucosa que tapiza la vía aérea, de lesiones que podemos encontrar en la vía respiratoria o de estructuras adyacentes y en intimo contacto con los bronquios, como pueden ser las adenopatías en el caso de la sarcoidosis (todo esto son las biopsias). Por último y ya con finalidad terapéutica (no diagnóstica, como las comentadas previamente), permite hacer **tratamientos endobronquiales** como, por ejemplo, resolver un sangrado activo en la luz de la vía aérea.

La **fibrobroncoscopia no necesita anestesia general**, sólo anestesia tópica administrada por el canal de trabajo (para minimizar la tos que desencadena el paso del broncoscopio) y habitualmente, para mejorar la tolerancia a la exploración, una **sedación superficial** (el paciente no llega a dormirse). Se realiza con el paciente en una camilla sentado o tumbado y el neumólogo que hace la técnica se posicionará frente al paciente (si éste está sentado) o en el cabecero (si el paciente está tumbado).

La **información** que aporta esta técnica puede ser **muy valiosa**. En primer lugar, la **visión** directa del interior de la vía aérea interpretada por un neumólogo experto puede orientar mucho el diagnóstico (en caso de encontrar lesiones o alteraciones de algún tipo), y, en segundo lugar, la **toma de muestras** (biopsia, BAS o BAL) permiten hacer múltiples estudios, por ejemplo, bioquímicos, celulares, microbiológicos, etc., permitiéndonos identificar la presencia de inflamación y el tipo de la misma, sangrados, células tumorales y estirpe celular, infecciones, etc. Por lo tanto, la fibrobroncoscopia, nos **permite diagnosticar múltiples enfermedades** de etiología muy variada (infecciosa, inflamatoria, tumoral...).

44. ¿Qué es el lavado broncoalveolar (BAL)?

El lavado broncoalveolar (conocido por sus siglas BAL) es una **técnica** para **recoger muestras respiratorias** que consiste en **instilar** una **pequeña cantidad** de **suero** por el canal de trabajo del broncoscopio (por tanto, requiere la realización de fibrobroncoscopia) que llegará a la vía aérea más distal e inaccesible. A **continuación**, con ayuda del sistema de **aspirado** del broncoscopio, se **recupera** ese **suero instilado** previamente que **habrá arrastrado** parte del **contenido de la vía aérea más periférica**. Ese líquido recuperado se envía a analizar, permitiéndonos identificar gérmenes y células (tumorales, inflamatorias, etc.) procedentes de la vía aérea más distal.

45. ¿Qué es la biopsia endobronquial?, ¿y la biopsia transbronquial? ¿Es lo mismo?

Una **biopsia endobronquial** es la toma de **muestra** de **tejido** del **interior** del **bronquio**. La biopsia **transbronquial** es la toma de **muestra** de **tejido** de **alguna estructura adyacente** al **bronquio** desde el interior de éste y **atravesando** su **pared**. Aunque ambas biopsias se realizan desde la luz del bronquio, y por tanto mediante fibro-broncoscopia, **no son lo mismo**, pues las estructuras de las que se toman las muestras son diferentes (interior del bronquio o estructura vecina al bronquio respectivamente).

46. Me han dicho de tomar una muestra de mis ganglios pulmonares mediante ecoendoscopia. ¿Qué es la ecoendoscopia?

La **ecoendoscopia** es una **técnica diagnóstica mínimamente invasiva** que llevan a cabo los neumólogos intervencionistas. Se realiza mediante un **broncoscopio** flexible que se caracteriza por disponer de un **ecógrafo** en su **extremo** más **distal**. La técnica consiste en introducir el broncoscopio por la boca hasta la vía aérea (permitiendo la visualización directa de su interior) y pegando el ecógrafo a la pared de los bronquios o de la tráquea, visualizar estructuras vecinas (imagen ecográfica), pudiendo coger muestras de ésta previa localización. Se realiza bajo **sedación profunda** o **anestesia general**, por lo que requiere de la colaboración de un anestesista y valoración preanestésica. A esta técnica también se le conoce por su nombre en inglés **EndoBronchial Ultra Sound (EBUS)**.

47. Me van a hacer una criobiopsia. ¿Qué es la criobiopsia?

La criobiopsia es la **toma** de **muestra** de **tejido pulmonar** que se "**congela**" en el **acto** (3-6 segundos). Para ello se necesita la realización de una fibrobroncoscopia, pues es con el broncoscopio flexible con lo que se dirige la criosonda (instrumento con el que se realiza la criobiopsia) hasta la zona que se quiere biopsiar.

Por lo general, la técnica se puede hacer de forma ambulatoria y sólo requiere estancia en hospital de día (no requiere ingreso hospitalario convencional).

48. ¿Si tengo afectación pulmonar deben buscarme una posible afectación en otros órganos? ¿Qué estudios generales es posible que pida mi médico?

Aunque la sarcoidosis afecta, fundamentalmente al pulmón, al tratarse de una enfermedad sistémica, puede afectar a otros órganos, hablamos entonces de manifestaciones extrapulmonares de la sarcoidosis.

Aproximadamente un **30 %** de los **pacientes** diagnosticados de **sarcoidosis pulmonar presentan manifestaciones extrapulmonares**.

Las **más frecuentes** se observan en la **piel** (eritema nudoso, rash facial, lupus pernio, nódulos y otros), los **ojos** (uveítis y queratitis seca), el denominado **sistema reticuloendotelial** (agrandamiento de ganglios, bazo e hígado), el **sistema musculoesquelético** (inflamación de articulaciones y músculos), las **glándulas exocrinas** (agrandamiento de parótidas y glándulas salivales), corazón (miocardiopatía y arritmias), **riñón** (nefrolitiasis) y sistema nervioso central (menos frecuente, pares craneales y cerebral).

Una vez que se **realiza** el **diagnóstico** de **sarcoidosis pulmonar**, debe realizarse un **cribado basal** para la **detección** de **manifestaciones extrapulmonares**, sobre todo de aquellas que pueden ser más peligrosas para la vida de los pacientes.

Para la evaluación de las manifestaciones extrapulmonares, lo primero y fundamental, es una **entrevista clínica** con el paciente y una **exploración física completa** para que el médico pueda valorar o sospechar la existencia de otros órganos afectos y enfocar de este modo las pruebas a realizar.

Es muy posible, que aparte de las pruebas que valoran la afectación pulmonar, en la valoración inicial, su médico le realice **analítica completa** en la que se incluya: un hemograma con contaje celular, la creatinina, urea, el calcio en sangre y orina (aumentado en enfermedades granulomatosas) para valorar la función del riñón, la fosfatasa alcalina para valoración de huesos e hígado, transaminasas para valoración de hígado, un **electrocardiograma** para valoración basal de una posible afectación del corazón y del ritmo cardiaco y una **exploración oftalmológica**.

Posteriormente, en función de la sospecha de afectación en otras localizaciones podrían solicitarle pruebas más específicas como una ecocardiografía, resonancia magnética nuclear cardiaca y un Holter para valoración de posibles alteraciones del ritmo cardiaco, una TAC de abdomen para valorar si hay ganglios aumentados o una posible afectación del hígado y bazo, una resonancia magnética nuclear craneal para valoración del sistema nervioso central o incluso una tomografía de emisión de positrones (PET), pero no de forma rutinaria.

49. ¿Qué es la hipertensión pulmonar? ¿Cómo se mide?

La **circulación** de la **sangre** se mueve por **dos circuitos**, ambos comienzan y terminan en el corazón. Uno de ellos, el más conocido, es la circulación sistémica, responsable de llevar la sangre a todos los órganos del organismo (riñones, cerebro, intestino...), el otro, menos conocido, es el pulmonar, que se encarga de lleva la sangre, agotada de oxígeno, a los pulmones, para que se oxigene y vuelva a estar en condiciones de llevar alimento a todo el organismo.

La **hipertensión pulmonar** es una **complicación infrecuente** de la sarcoidosis que consiste en **aumento** de las **presiones** en ese **circuito** pulmonar, que lleva la sangre del corazón a los pulmones y que puede tener graves consecuencias.

Hay varios tipos de hipertensión pulmonar en la sarcoidosis. Uno de ellos es secundario al mal funcionamiento de los pulmones. Otro a problemas del corazón o a problemas de la propia circulación pulmonar.

El **diagnóstico** de hipertensión pulmonar comienza con una **ecografía cardiaca**. En algunos casos precisará de cateterismo cardiaco para conocer exactamente cuál es el tipo de hipertensión pulmonar y así poner el tratamiento adecuado.

50. ¿Qué es el síndrome de Löfgren?

Se trata de una forma altamente específica que se presenta en un 5-10 % de los casos de sarcoidosis. Los pacientes presentan un cuadro agudo de **fiebre**, **ganglios** en los hilios pulmonares, y en una proporción variable, **eritema nudoso** o inflamación bilateral de tobillos. Es más común en mujeres en la tercera o cuarta década de la vida, siendo el eritema nudoso más frecuente en mujeres y la inflamación de tobillos (tenosinovitis/inflamación periarticular en su mayoría) más frecuente en hombres.

El diagnóstico se hace solo por la clínica, sin necesidad de biopsia. El **pronóstico** es **excelente**.

AFECTACIÓN RESPIRATORIA NO PULMONAR DE LA SARCOIDOSIS

Cristina Borrachero Garro

51. Aparte del pulmón, ¿se puede afectar otra parte de mi aparato respiratorio por la sarcoidosis?

Aunque de forma muy poco frecuente, el **tracto respiratorio superior** (nariz, senos, laringe y faringe) puede verse afectado en pacientes con sarcoidosis. Dentro de ello, lo más frecuente es la afectación de la laringe que se produce por encima de la glotis (abertura anterior de la laringe) y se presenta con síntomas como disfagia (dificultad para tragar), disnea (sensación de falta de aire), tos y ronquera. La afectación granulomatosa de nariz y senos paranasales obliga a realizar diagnósticos diferenciales sobre todo.

Cristina Borrachero Garro

52. Tengo ganglios. ¿Qué son los ganglios? ¿Es lo mismo un ganglio que una adenopatía? ¿Son muy frecuentes las adenopatías en los pacientes con sarcoidosis? ¿En dónde suelen aparecer las adenopatías en la sarcoidosis?

Los **ganglios** son estructuras de forma ovoidea, que forman parte del **sistema inmunitario** y que filtran las sustancias que el líquido linfático transporta y contienen linfocitos (glóbulos blancos) que ayudan a combatir infecciones y enfermedades. Todos tenemos ganglios que están repartidos por todo el organismo.

Una **adenopatía** es un término que se utiliza como un sinónimo de inflamación o, sobre todo, **aumento** del **tamaño** de un **ganglio linfático**.

La afectación de los ganglios es **frecuente** en la **sarcoidosis**. En un 90 % de los pacientes se objetivan adenopatías en mediastino (estructura central del tórax) a nivel de hilios y/o paratraqueales (normalmente se ven mediante pruebas de imagen, especialmente radiografías) y aproximadamente un 30 % las presenta a nivel intraabdominal. Las linfadenopatías periféricas, es decir, las que asientan fuera del tronco (sobre todo a nivel cervical) están presentes en aproximadamente el 40 % de los pacientes. Su presencia no supone mayor gravedad de la enfermedad.

53. Tengo adenopatías en los hilios pulmonares. ¿Qué son los hilios pulmonares?

El hilio del pulmón es la zona anatómica por la que entran y salen los vasos sanguíneos del pulmón (la arteria pulmonar y dos venas pulmonares), los bronquios principales (una vez que se han separado de la tráquea), los nervios y los vasos linfáticos. Dentro del hilio pulmonar hay ganglios linfáticos, que son parte del sistema linfático. Los ganglios linfáticos inflamados en el hilio pulmonar son conocidos como **adenopatías hiliares**.

La sarcoidosis es una de las posibles causas de adenopatías hiliares. Es decir, no es la única causa.

54. Aparte de la exploración física, ¿qué otras pruebas pueden solicitar el médico para estudiar mis ganglios?

Habitualmente el estudio de las adenopatías suele realizarse con pruebas radiológicas. Inicialmente se realiza una **radiografía** de **tórax**, pero es bastante frecuente que haya que realizar otras pruebas como una **tomografía axial computarizada (TAC)** de tórax y abdomen y/o una **tomografía** por **emisión** de **positrones (PET)** para valorar la extensión y las características de las mismas.

En algunas ocasiones es necesario realizar una **biopsia** sobre alguna de ellas para concluir en el diagnóstico de sarcoidosis y realizar un diagnóstico diferencial con otras enfermedades que cursan también con adenopatías (infecciosas y no infecciosas)

55. Me han dicho de hacerme una tomografía por emisión de positrones (PET). ¿Qué es la PET? ¿Es lo mismo PET, que TAC-PET? ¿Qué utilidad tiene en el estudio de la sarcoidosis? ¿Se debe hacer una PET en el estudio de todos los pacientes con sarcoidosis?

La **PET (tomografía de emisión de positrones)** es una **técnica diagnóstica no invasiva** (no es excesivamente molesta ni dolorosa) que permite tomar imágenes del organismo del paciente mostrando la actividad y el metabolismo de los órganos del cuerpo. Se realiza en los servicios de **medicina nuclear** y para ello se utilizan sustancias marcadas radioactivamente (radiofármaco de vida media ultracorta) que se distribuyen por todo el organismo. El más importante de ellos es la fluorodesoxiglucosa -18FDG.

Hoy en día se realizan habitualmente la PET-TAC, es decir, se realizan de forma simultánea una PET y una TAC y se fusionan las imágenes funcionales de la PET y las anatómicas de la TAC proporcionando más información.

En la sarcoidosis **permite estimar** la **extensión** de la **enfermedad**, localizar sitios potenciales para biopsia y valorar la respuesta al tratamiento, pero no permite distinguir la sarcoidosis de otros posibles diagnósticos infecciosos o malignos que también pueden mostrar resultados positivos. **No** se **recomienda** de **forma rutinaria**.

AFECTACIÓN CUTÁNEA

Gracia Cruz Caparrós
José Luis Callejas Rubio
Cristina Borrachero Garro

56. ¿Tienen todos los enfermos con sarcoidosis afectación de la piel?

No, no todos los pacientes con sarcoidosis tienen afectación cutánea. No obstante, la **piel** es el **segundo órgano** que se **afecta** con **más frecuencia** en la **sarcoidosis**, después del pulmón. De hecho, la afectación cutánea puede presentarse entre el **25-30 %** de los pacientes con sarcoidosis.

57. ¿Todos los enfermos con sarcoidosis cutánea tienen afectación sistémica por la enfermedad?

No. En ocasiones la piel **puede ser** el **único órgano afectado** por la **enfermedad**.

No conocemos, a ciencia cierta, cuál es **el riesgo** que tienen los **pacientes** con **enfermedad limitada** a la **piel** de **presentar afectación de otros órganos**, es decir, de desarrollar lo que llamamos afectación sistémica. Los pocos estudios publicados al respecto estiman que esta evolución ocurre entre el **30 %** y el **85 %** de los pacientes con sarcoidosis cutánea, pudiendo presentarse las manifestaciones generales muchos años después.

Aunque pueden aparecer en cualquier momento evolutivo de la enfermedad, las **manifestaciones cutáneas** de la sarcoidosis **suelen presentarse en las etapas iniciales**, constituyendo, a menudo, el primer signo de la enfermedad. No es raro, por tanto, que sea el dermatólogo quien haga el diagnóstico de sarcoidosis en muchas ocasiones.

En general, **no hay ninguna prueba que nos permita anticipar con exactitud cuál va a ser la evolución de la enfermedad** en los pacientes que acaban de ser diagnosticados de sarcoidosis en la piel. Como describiremos más adelante, hay diferentes tipos de lesiones cutáneas, y todo parece indicar que alguna de ellas tiene valor pronóstico. Es el caso de los pacientes con un tipo de lesión llamada maculopapular, que suele resolverse espontáneamente. Los pacientes con otra forma de lesión, llamada lupus pernio, por el contrario, tienen un riesgo mayor de sufrir enfermedad pulmonar. Por tanto, **cuando** se **diagnostica** una **sarcoidosis cutánea**, el **médico** realizará, no solo una evaluación detallada dirigida a buscar afectación de otros órganos, sino que, además, **propondrá** un **seguimiento** a **largo plazo**.

58. Los pacientes en los que sólo se detecta afectación cutánea de la sarcoidosis, ¿se pueden diagnosticar realmente de sarcoidosis?

Si nos atenemos a criterios estrictos, para diagnosticar a un paciente de sarcoidosis hemos de confirmar la afectación de al menos dos órganos distintos. Por ello, cuando solo hay evidencia de afectación cutánea, algunos médicos se refieren a esta situación como "enfermedad granulomatosa de tipo sarcoide de significado desconocido", mientras que otros más tradicionales, la denominan simplemente "sarcoidosis cutánea aislada".

59. ¿Qué lesiones pueden aparecer en la piel en los enfermos con sarcoidosis?

La sarcoidosis es una de las enfermedades que puede producir una mayor variedad de lesiones cutáneas, de ahí su reputación de "**gran simuladora**". En sentido práctico, estas **lesiones** pueden ser **clasificadas** en **específicas** e **inespecíficas**, atendiendo a la presencia o ausencia de granuloma sarcoideo, que es la lesión clásica de la enfermedad (Tabla 1).

Las **lesiones cutáneas específicas** son aquellas producidas por el acúmulo de granulomas sarcoideos en la piel. El examen, por parte del anatomopatólogo, de una muestra tomada por biopsia, permitiría, por tanto, diagnosticar la enfermedad. Aparecen entre el 9 % y el 36% de todos los pacientes con sarcoidosis, e incluyen un amplio abanico de trastornos. Las más comunes son las maculopápulas, placas, nódulos y cicatrices infiltradas.

— Las **maculopápulas** son las **lesiones** específicas **más frecuentes** en la sarcoidosis (Figuras 4 y 5). Son lesiones superficiales con aspecto de mancha lisa (máculas) o de mancha sobreelevada y palpable (pápulas) de menos de 1 cm y su color es entre rojizo y marrón. Suelen localizarse en la cara (alrededor de los ojos y en los pliegues nasolabiales) aunque también pueden aparecer en cuello y extremidades. Se asocian a formas agudas de sarcoidosis y a menudo desaparecen espontáneamente en menos de dos años.

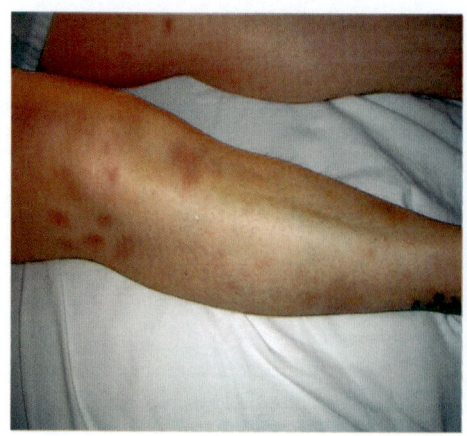
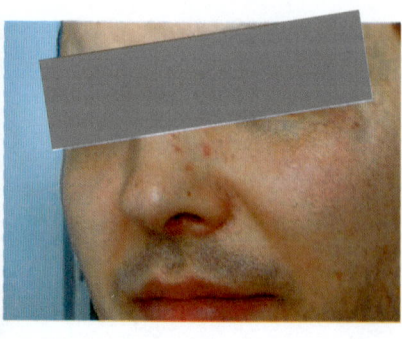

Figuras 4 (izda.) y 5 (arriba).
Maculopápulas en la sarcoidosis.

— Las **placas** son lesiones redondeadas u ovaladas, de tonalidad similar, más gruesas y menos numerosas que las pápulas, pero de curso más crónico. A veces adoptan forma de anillo. Contienen un infiltrado granulomatoso más profundo y tienen un color entre rojizo y marrón. Suelen localizarse en hombros, brazos, espalda y nalgas (Figuras 6 y 7).

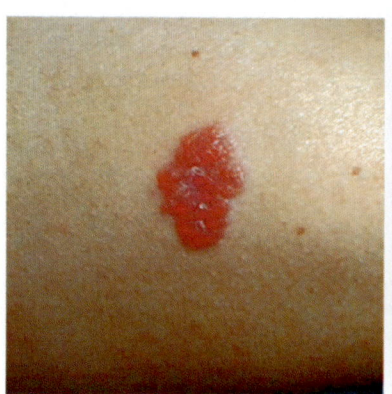
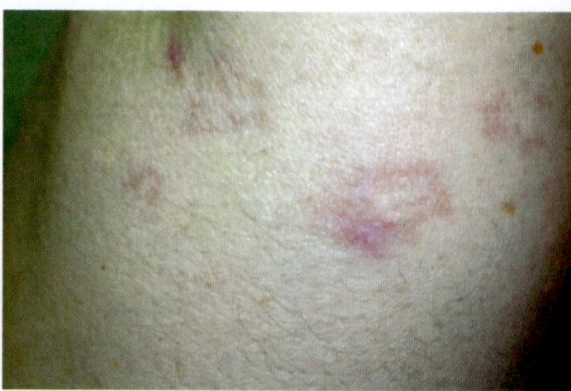

Figura 6:
Placas cutáneas en la sarcoidosis.

Figura 7.
Placas anulares en la sarcoidosis.

– Los **nódulos o sarcoidosis subcutánea** son grandes acumulaciones de granulomas sarcoideos en la dermis o tejido celular subcutáneo, cubiertos de piel de color normal. No duelen, pueden ser únicos o múltiples y suelen tener un tamaño entre 1 y 2 cm de diámetro.

– La **sarcoidosis cicatricial** consiste en el desarrollo de granulomas sarcoideos en cicatrices quirúrgicas, tatuajes, perforaciones en la piel y otros sitios que han sido objeto de traumatismo. Se manifiestan como zonas sobreelevadas entre rojizas y violáceas y, en ocasiones, pueden confundirse con cicatrices deformes o queloides. Su relación con la sarcoidosis sistémica aún no está clara, aunque suelen tener buen pronóstico (Figura 8).

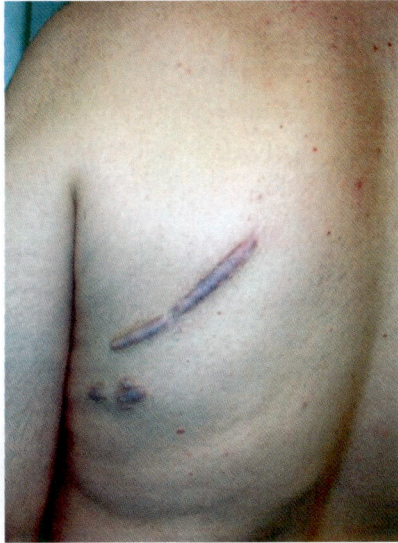

Figura 8. Sarcoidosis sobre cicatriz.

Las **lesiones cutáneas inespecíficas** son aquellas manifestaciones que no son exclusivas de la sarcoidosis, sino que pueden aparecer aisladamente o asociadas a otro tipo de enfermedades. Su biopsia, además, no permite diagnosticar la sarcoidosis. El motivo es que no están constituidas por el granuloma sarcoideo clásico, sino que son el resultado de la respuesta inflamatoria de la piel a la presencia de la enfermedad. La forma más frecuente es el **eritema nudoso**, que describimos en el siguiente apartado, pero incluye otro tipo de manifestaciones menos frecuentes como son: **eritema multiforme**, **calcificaciones** y ciertas formas de **dermatosis neutrofílicas**.

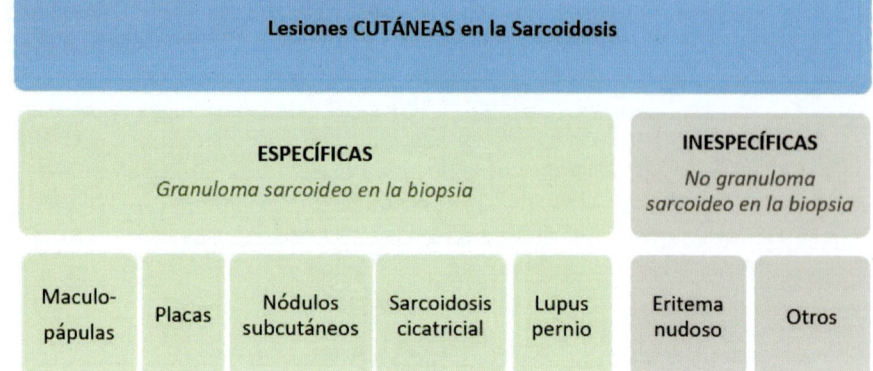

Tabla 1. Clasificación de las lesiones cutáneas en la sarcoidosis

60. Tengo unas lesiones en la piel y me han dicho de hacerme una biopsia cutánea. ¿Cómo se hace la biopsia cutánea? ¿Qué información aporta?

La **biopsia cutánea** es un **procedimiento sencillo** que consiste en la toma de una pequeña muestra de una lesión cutánea que, a su vez, será remitida a anatomía patológica. Allí será sometida a diferentes técnicas preparatorias que permitirán observarlas al microscopio e identificar el tipo de células y material de la que está formada.

Es una **prueba relativamente simple** y **segura**, que se realiza con anestesia local y constituye un **activo** muy **valioso** para la **confirmación diagnóstica** de la **sarcoidosis**. Una confirmación que vendrá definida, como venimos repitiendo, por la presencia de una inflamación granulomatosa sarcoidea, que es la histología clásica de la enfermedad.

61. ¿Qué es el eritema nudoso?

Es la **manifestación cutánea inespecífica más común** de la sarcoidosis. Son nódulos dolorosos y calientes situados por debajo de la piel, la cual estará, además, enrojecida. Suelen tener una coloración entre rojiza y marrón, pero en ocasiones puede adquirir un tono violáceo dando apariencia de "moratones". Su localización más común es la parte anterior de las piernas, típicamente debajo de la rodilla (también llamada zona pretibial) (Figura 9).

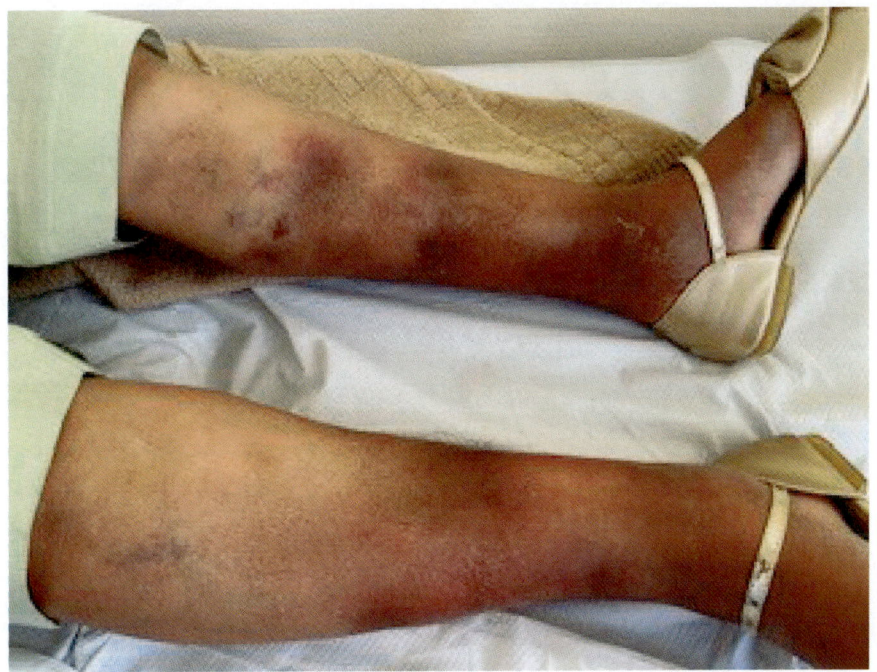

Figura 9. Eritema nudoso.

Tiende a afectar a **personas jóvenes,** y con frecuencia es la **primera manifestación de la enfermedad.** Es relativamente común que se asocie a fiebre y a ganglios aumentados en el tórax, configurando lo que se denomina "**síndrome de Löfgren**", que también puede acompañarse de dolor en las articulaciones e inflamación ocular. En **general,** cuando la sarcoidosis cursa de esta manera, con eritema nudoso, suele evolucionar como una **enfermedad benigna** y **autolimitada.**

62. ¿Qué es el lupus pernio?

Aunque es una manifestación infrecuente, **su presencia siempre hace pensar en una sarcoidosis.** Se trata de unos nódulos o placas de tonalidad entre rojo y violáceo y firmes al tacto. No causa dolor ni picor, y no suele ulcerarse, aunque, en algunos casos

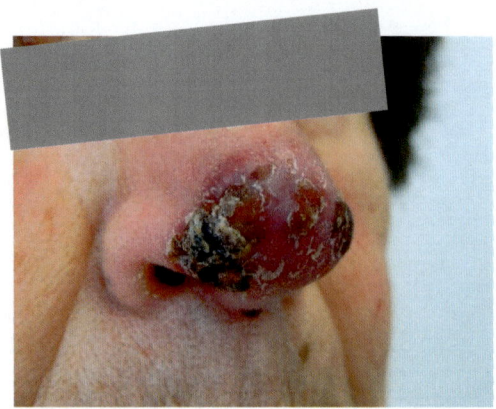

Figura 10. Lupus pernio.

puede llegar a ser desfigurante. Se ve con frecuencia en nariz, mejillas, orejas, labios y frente y, en menos ocasiones, en las manos y los pies (Figura 10).

A diferencia de otro tipo de lesiones cutáneas, el lupus pernio afecta a personas de más edad siendo, además, más frecuente en mujeres, sobre todo de raza negra. Suele aparecer en sarcoidosis de **larga evolución**, y asocia un curso crónico.

El lupus pernio se asocia con un **riesgo alto de afectación de otros órganos** distintos a la piel, especialmente de las vías respiratorias superiores, pulmón y hueso. Su identificación justifica, por tanto, un estudio detenido y, a menudo, requiere un tratamiento agresivo, que incluye el uso de fármacos biológicos.

63. ¿Qué relación hay entre sarcoidosis y la exposición a diferentes materiales de relleno utilizados en cirugía estética?

Se ha descrito **sarcoidosis cutánea** en **cicatrices**, zonas de **tatuajes, venopunción**, e inyecciones **intramusculares** y de ácido **hialurónico** tras un **periodo variable** de unos **meses** a **38 años**.

En cuanto a la aparición de sarcoidosis tras el uso de **rellenos cutáneos**, se sabe que **cuanto mayor** es el **intervalo** de **tiempo** entre ambos acontecimientos, **menor** es la **posibilidad** de que se **trate** de un **granuloma** de **cuerpo extraño**, que es un importante diagnóstico diferencial de la sarcoidosis cutánea. Según la literatura, la aplicación del relleno puede evidenciar signos de sarcoidosis subyacente o incluso desencadenar el cuadro clínico en un paciente previamente predispuesto.

64. ¿Puedo hacerme un tatuaje si tengo sarcoidosis?

Los pacientes con sarcoidosis **deberían evitar hacerse tatuajes** ya que éstos son lugares sobre los que pueden desarrollarse con más frecuencia lesiones granulomatosas nodulares. Las lesiones pueden aparecer dentro del año posterior a la realización del tatuaje o décadas después (Figura 11). En algunos pacientes puede representar el inicio de la enfermedad.

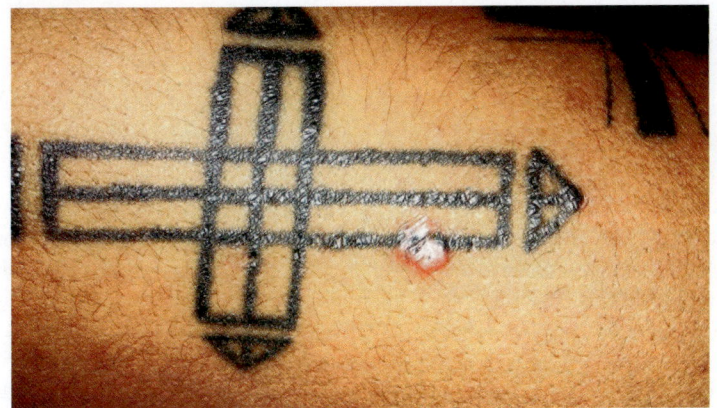

Figura 11. Sarcoidosis de tatuaje.

65. ¿Puedo hacerme un piercing si tengo sarcoidosis?

Con relación a los piercings debe hacerse la misma consideración que con los tatuajes y cualquier otra intervención sobre la piel. Los pacientes con **sarcoidosis** es importante que intenten **evitar** en la medida de lo posible el contacto con **sustancias extrañas**, porque todo tipo de sustancias pueden ser un estímulo que desencadene una reacción granulomatosa. Los piercings son de metal. Estos metales pueden inducir granulomas en individuos susceptibles. El tejido glandular en particular es sensible a ello. En la literatura se recogen casos de granulomas desarrollados a raíz de algún piercing en el pezón.

66. ¿Puedo someterme a administración de ácido hialurónico si padezco sarcoidosis?

El ácido hialurónico se inyecta superficialmente en la piel integrándose de manera natural, aportando volumen e hidratación a la dermis y sin alterar sus características. Sin embargo, se han encontrado reacciones adversas en aproximadamente un 3% de los pacientes. Cómo se ha comentado, debe evitarse en pacientes con sarcoidosis.

67. ¿Puedo someterme a prótesis mamaria en caso de padecer sarcoidosis?

Los pacientes con sarcoidosis deben evitar el contacto con sustancias extrañas, porque pueden ser un estímulo que desencadene una reacción granulomatosa. Un ejemplo de este tipo de sustancias es la silicona. Por lo tanto, se recomienda a las pacientes con sarcoidosis **evitar** las **prótesis mamarias** de silicona.

68. ¿Pueden practicarme implantes dentales en caso de padecer sarcoidosis?

En el caso de las enfermedades autoinmunes, hay muy poca información, y de mala calidad, en general, que permitan hacer recomendaciones con bases sólidas respecto a los implantes dentales. No obstante, según la información disponible, la supervivencia de los implantes dentales, en pacientes con enfermedades autoinmunes es alta. Cuando se produce pérdida del impalnte suele ser de forma temprana y se debe a una falta de osteointegración debido a un deterioro de la cicatrización ósea que puede deberse a la enfermedad o a los fármacos utilizados para su tratamiento.

Los pacientes con sarcoidosis pueden desarrollar periodontitis como manifestación de la enfermedad sistémica y, por lo tanto, tienen un mayor riesgo de pérdida de dientes, por lo que no es extraño que estos pacientes deseen colocarse implantes. No obstante, en la literatura científica hay poca información. Lo que sí se recoge es la posible existencia de una perimplantitis. Por todo ello, antes de proceder a un **implante dental** se recomienda una **valoración individualizada**.

AFECTACIÓN OSTEOMUSCULAR

Gracia Cruz Caparrós
Cristina Borrachero Garro
Marta García Morales

69. ¿Qué entendemos por sistema osteomuscular?

El **sistema osteomuscular**, también conocido como **sistema o aparato locomotor**, es un conjunto de órganos que incluyen el esqueleto, los músculos, los cartílagos, los ligamentos y otros tejidos conectivos. En su conjunto dan soporte y protegen a los órganos vitales, dando estabilidad y movimiento al cuerpo.

Las diferentes estructuras del sistema osteomuscular pueden afectarse en la sarcoidosis (Tabla 2).

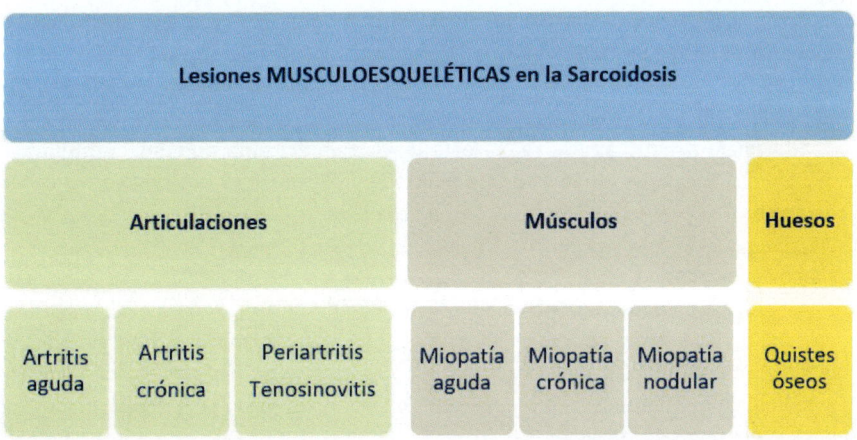

Tabla 2. Clasificación de las Lesiones musculoesqueléticas en la sarcoidosis.

70. ¿Qué afectación articular cabe esperar en los pacientes con sarcoidosis?

Es difícil establecer la incidencia real de las manifestaciones musculoesqueléticas en la sarcoidosis ya que, cuando una persona tiene molestias articulares, difícilmente se piensa en esta entidad, salvo que coincida otro tipo de manifestación más típica de la enfermedad. En algunos casos, sin embargo, la afectación osteomuscular es prominente y grave y es el reumatólogo o el internista el primer médico que piensa en la enfermedad y la diagnostica.

Los síntomas musculoesqueléticos pueden estar presentes **entre el 25-30% de los pacientes con sarcoidosis y su gravedad es variable**. En la gran mayoría de los casos se presenta en forma de **dolor** en las **articulaciones** con o sin hinchazón (artritis y artralgias, respectivamente) o inflamación en el revestimiento de los tendones (tenosinovitis), pero también puede afectar a otras estructuras como músculo o hueso.

De entre todas estas manifestaciones, la **artritis aguda**, es decir, la inflamación dolorosa que aparece de forma súbita en las articulaciones puede suponer el principio de la enfermedad. Aunque lo normal es que aparezca en 2 o 3 articulaciones de forma simultánea (se conoce como oligoartritis), no es raro encontrarla en una sola articulación (monoartritis) o en más de tres (poliartritis). Las articulaciones que más se afectan son los tobillos, a menudo de forma bilateral. Muchas veces, esa inflamación que vemos en tobillos no es una verdadera artritis sino el resultado de la inflamación de las partes blandas que rodean a la articulación, y que denominamos **periartritis** (Figura 12), algo muy característico de la sarcoidosis. Otras articulaciones que pueden verse inflamadas son las rodillas, codos y muñecas, así como las pequeñas articulaciones de las manos y pies y las articulaciones esternoclavicular y sacroilíaca.

Cuando la **artritis aguda** se presenta **junto** a un **eritema nudoso** y **ganglios** aumentados en **tórax**, hablaríamos de **síndrome** de **Löfgren**, que a menudo cursa con fiebre, como ya hemos comentado. Esta forma de la enfermedad suele resolverse por sí sola, aunque a veces el dolor y la inflamación articular pueden persistir más tiempo o reaparecer al cabo de los años.

La **artritis crónica** es **poco** común y generalmente se asocia con sarcoidosis de larga duración, particularmente en aquellos pacientes con lesiones cutáneas. Tiende a afectar a hombros, manos, muñecas, tobillos y rodillas, y se caracteriza por períodos de remisión y empeoramiento. La artritis deformante conocida como artropatía de Jaccoud es muy rara en pacientes con sarcoidosis.

La **dactilitis sarcoidea** es una manifestación infrecuente. Cursa con tumefacción de los dedos de las manos o los pies, afectando principalmente a las falanges medias y, en menor frecuencia, a las falanges distales (Figura 13).

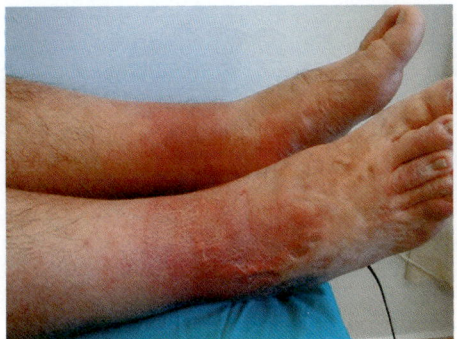

Figura 12. Periartritis en ambos tobillos.

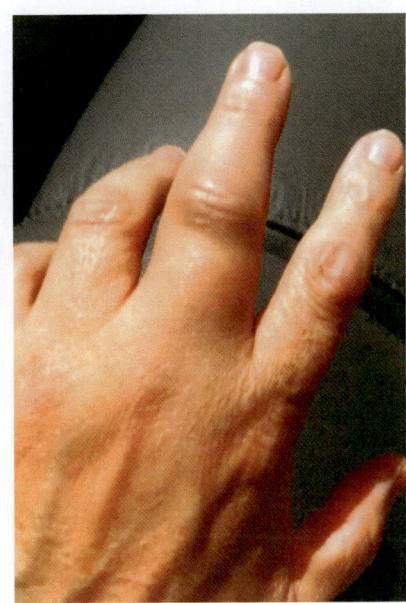

Figura 13. Dactilitis sarcoidea.

71. ¿Se pueden afectar los huesos a causa de la sarcoidosis? ¿Es lo mismo la afectación de las articulaciones que la afectación de los huesos?

Como hemos dicho, la sarcoidosis puede afectar a diferentes estructuras que forman parte del sistema musculoesquelético. Esto significa que, además de las articulaciones, podemos encontrar pacientes con lesiones en el músculo, los tendones o en el hueso. No es lo mismo, por tanto, afectación articular que afectación ósea.

La **sarcoidosis ósea** ocurre en el **13 %** de los pacientes, y se ha descrito particularmente en casos de **enfermedad** avanzada y **crónica**. A diferencia de la afectación articular, la ósea **no suele dar síntomas**, de ahí que se piense que debe ser más frecuente de lo que realmente se ha calculado. Cualquier hueso, incluido el cráneo, las costillas, el hueso nasal y los huesos largos (fémur, húmero...), puede verse afectado en la sarcoidosis, pero muestra predilección por los huesos pequeños de manos y pies. La **lesión más característica** es el llamado **quiste óseo**, que consiste en la perdida de tejido en una parte pequeña y focal del hueso, aunque puede ser destructiva y afectar zonas más extensas del hueso.

72. ¿Qué se entiende por tenosinovitis?

Cuando hablamos de **tenosinovitis**, nos referimos a la **inflamación** de un **tendón** y de la **vaina que lo envuelve** y protege. En el paciente con sarcoidosis, puede ocurrir este tipo de manifestación en ausencia de artritis, de tal manera que, en ocasiones, la inflamación que estamos viendo en una articulación se debe a una tenosinovitis (p. ej., en el tobillo) y no a una artritis. Suele ser **simétrica** y la **localización** más **habitual** es el **tendón** de **Aquiles** y los tendones de los dedos de las **manos y** las **muñecas**.

73. ¿Qué técnicas se utilizan para valorar la afectación articular y ósea por la sarcoidosis?

Las manifestaciones articulares y óseas de la sarcoidosis pueden plantear importantes **problemas de diagnóstico** porque comparten muchas similitudes con las que aparecen en otras muchas enfermedades. Algunas pruebas complementarias pueden ayudar a diferenciarlas.

Como en cualquier problema articular y óseo, el estudio de imagen comienza siempre con las **radiografías de las manos y otras articulaciones**, que pueden resultar normales, salvo por la inflamación de los tejidos blandos, a menudo visible en la placa. Las radiografías pueden revelar lesiones óseas indoloras y algunos signos de afectación articular.

Otras técnicas más avanzadas son la **ecografía** y la **resonancia magnética nucleara (RMN)**, que pueden revelar si la hinchazón que aparece en las articulaciones es una artritis, una periartritis o una tenosinovitis, descritas en los apartados anteriores. La resonancia es útil, además, para localizar el sitio más adecuado para tomar una **biopsia** si esta fuera necesaria. La **gammagrafía con Galio-67**, un radioisótopo que se concentra dentro de las articulaciones en pacientes con sarcoidosis y artritis puede ayudar.

74. ¿Se puede afectar el músculo en la sarcoidosis? ¿De qué forma se pueden afectar los músculos?

En un paciente con sarcoidosis, la presencia de **debilidad muscular** o **dolor muscular** podría representar la existencia de una **miopatía sarcoidea**. No es frecuente y, cuando se diagnostica, lo habitual es que estén ya afectados otros órganos. En la gran mayoría de los casos es una afectación asintomática, por tanto, es fácil que pase desapercibida y se cree que hay muchos más pacientes afectados por ella de lo que parece.

Hay tres **formas** de **afectación muscular**, la **aguda**, la **crónica** y la **nodular**. La forma **aguda** suele aparecer en mujeres jóvenes y se caracteriza por **dolor**, **inflamación** y **debilidad** en los músculos proximales de brazos y piernas. La afectación **crónica**, la más común, suele ocurrir en mujeres de edad avanzada, es simétrica y afecta los **músculos** que **rodean hombros** y **caderas** causando **atrofia** y **debilidad**. La m**iopatía nodular es rara y** consiste en **nódulos dolorosos bilaterales**, **únicos** o **múltiples**, y son más frecuentes en las piernas.

75. ¿Qué técnicas se utilizan para valorar la afectación muscular por la sarcoidosis?

La prueba más apropiada para estudiar la afectación muscular en la sarcoidosis es la **resonancia magnética**. Es útil para detectar el problema y para distinguir entre los tres tipos de patrones, con el inconveniente de que puede ser normal cuando la afectación es leve o aguda. Hay una prueba que mide la actividad del musculo, llamada **electromio-grama**, que en ocasiones puede ayudar a revelar el patrón de afectación muscular, pero su resultado es normal cuando la miopatía es nodular. La **biopsia** del músculo es, finalmente, la prueba definitiva, ya que suele mostrar los granulomas sarcoideos característicos, aunque no siempre es necesario llegar a ella.

Hay otras técnicas que pueden ayudar en determinadas circunstancias. En pacientes que no pueden someterse a una resonancia magnética, se puede utilizar una tomografía por emisión de positrones con [18] F-fluorodesoxiglucosa (FDG-PET). Aunque es costosa, podría ser útil para distinguir la enfermedad muscular activa de la crónica inactiva cuando hay dudas del beneficio de un tratamiento. Otras técnicas como la tomografía computarizada y la gammagrafía con galio pueden ser útiles en ciertas circunstancias, aunque son menos sensibles en el diagnóstico.

AFECTACIÓN OFTALMOLÓGICA

Enrique de Ramón Garrido
Gracia Cruz Caparrós
Cristina Borrachero Garro

76. ¿Es muy frecuente la afectación oftalmológica en la sarcoidosis?

Las **alteraciones oftalmológicas** son de las **manifestaciones extratorácicas más frecuentes** de la **sarcoidosis**. Afectarían **aproximadamente** a la **mitad** de los **pacientes**. Hasta en un **20 %** de los casos las manifestaciones oftalmológicas son el **debut** de la **enfermedad**. En **ocasiones** son la **única manifestación durante años**, lo cual dificulta notablemente el diagnóstico.

77. ¿Qué partes del ojo se pueden afectar en la sarcoidosis?

En la práctica, **todas** las **estructuras** del **ojo** pueden verse afectadas en la sarcoidosis. No obstante, la complicación más importante por su gravedad es la inflamación de la úvea, que se denomina **uveítis** y que puede suponer una importante pérdida de la visión.

En la sarcoidosis se han descrito complicaciones en zonas superficiales del ojo, incluidas, las glándulas lacrimales, el sistema de drenaje nosolacrimal, los músculos extraoculares y otros tejidos periorbitarios, los párpados, la conjuntiva, la esclerótica y la córnea, así como las estructuras más profundas del ojo, el iris, el cristalino, la pars plana, el humor vítreo, la retina, la coroides y el nérvio óptico.

Lo que suele suceder es que un paciente con sarcoidosis puede presentar alguna de las complicaciones enumeradas, pero no suelen ser varias a la vez, aunque sería posible.

78. ¿Qué es la afectación intraocular y la extraocular?

Hablamos de **afectación intraocular** cuando la **lesión** está **localizada** en lo que denominamos el **globo ocular,** y **lesión extraocular** cuando nos referimos a situaciones en las que el **problema** afecta a alguna estructura situada **alrededor** del **ojo**, por ejemplo, los párpados o la órbita ocular, donde se localiza el ojo en la estructura del cráneo.

79. ¿Qué síntomas puede provocar la sarcoidosis en el ojo? ¿Puede ser la visión borrosa un síntoma de la sarcoidosis?

Son muchos los posibles **síntomas oculares** que se pueden dar en la sarcoidosis. En general se suelen presentar lentamente, aunque en ocasiones lo hacen bruscamente, y pueden ser los siguientes: **dificultad** de **visión, menor agudeza visual**, **visión borrosa**, **fotofobia** (malestar por la luz), **ojo rojo**, **sequedad ocular**, **dolor ocular**, **visión doble**, sensaciones de **manchas visuales** anormales, como sombras o cuerpos flotantes. Los niños pueden no ser muy conscientes de la disminución de la agudeza visual.

80. Tengo sequedad en los ojos ¿Es frecuente esa sensación en la sarcoidosis?

La **sequedad ocular** es una **manifestación frecuente** de la **sarcoidosis**. Se ha descrito en casi la mitad de los pacientes en algunos estudios. El problema se localiza en las glándulas lacrimales o en el sistema de drenaje de las lágrimas.

81. Me han dicho que tengo una uveítis. ¿Qué se entiende por uveítis?

Uveítis es la **inflamación** de la **úvea** ("uva" en griego). La úvea es la **capa intermedia** del ojo, entre la **esclerótica** [capa exterior blanca del ojo] y la **retina** [capa interna encargada de recoger la información visual]. Está llena de vasos sanguíneos que traen oxígeno y nutrientes hasta el ojo). A su vez se divide en tres partes (Figura 14):

— El **iris**, en la parte más anterior. Aparte de darle color a nuestros ojos, controla la cantidad de luz que llega al ojo y lo divide en dos compartimentos.
— El **cuerpo ciliar**, inmediatamente detrás del iris. Forma el humor acuoso que nutre el cristalino y la córnea.
— La **coroides**, la parte más posterior. Es una capa muy fina pero con muchos vasos sanguíneos, implicada en la nutrición del ojo.

La **úvea**, a su vez, de una forma imaginaria, se divide en **tres partes**: **anterior** (la que se sitúa por delante del cristalino), la **intermedia** (que incluye la cavidad vítrea) y la **posterior** (la zona más profunda del ojo) (Figura 15). Esta división tiene mucha importancia desde el punto de vista de comprender las uveítis, porque cada una de estas partes puede afectarse en la sarcoidosis y los síntomas y el pronóstico, varía mucho en función de que la uveítis sea anterior, intermedia o posterior.

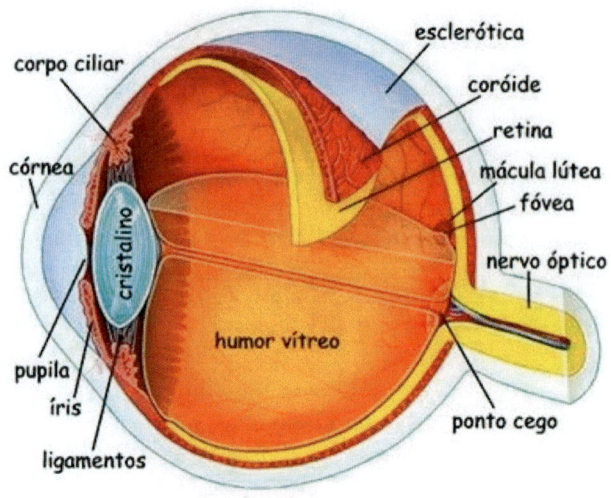

Figura 14. Distintas partes del ojo.

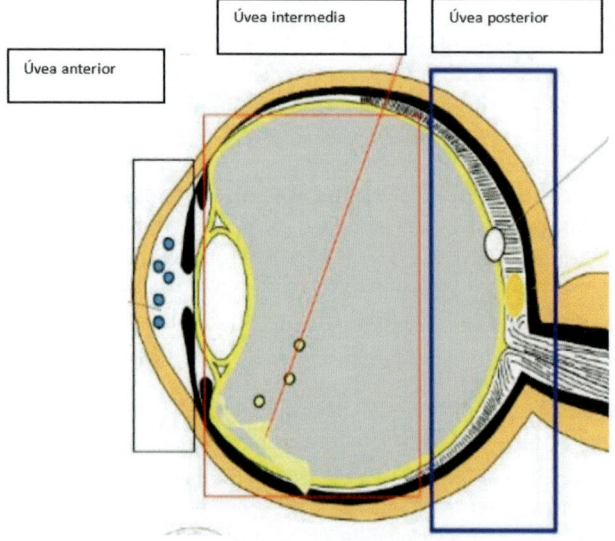

Figura 15. División de la úvea en cámaras: anterior, intermedia y posterior.

82. ¿Qué síntomas produce una uveítis? ¿Son todas las uveítis iguales?

No, no todas las uveítis son iguales. En el caso de la sarcoidosis, se pueden presentar diferentes formas: **anterior**, **intermedia**, **posterior** o **panuveítis** (afectación simultánea de todas las cámaras del ojo). Sus manifestaciones clínicas, gravedad, tratamiento y pronóstico son muy diferentes. Por eso el oftalmólogo va a hacer todo lo posible por diferenciarlas muy bien.

83. Me han dicho que tengo una uveítis anterior. ¿Qué síntomas provoca una uveítis anterior?

También se llama **iritis** y es el **tipo más común** de uveítis en los **pacientes** con **sarcoidosis**. La **uveítis anterior** afecta el interior de la **parte frontal** del **ojo** (entre la córnea y el iris) y el cuerpo ciliar.

La uveítis anterior se puede presentar con **fotofobia** (molestar por la luz), **ojo rojo**, **dolor ocular**, **manchas visuales** y **visión borrosa** o disminuida.

La **uveítis anterior** también llamada **iritis**, ocurre cuando la inflamación se localiza en la **cámara anterior** del globo ocular (espacio comprendido entre el iris y la córnea). Es la **forma más benigna**. El paciente suele tener el ojo rojo y doloroso, con intensa fotofobia (molestias muy acusadas cuando hay luz brillante). La visión muchas veces está conservada, aunque si la inflamación es importante puede existir visión borrosa. Además, la pupila suele tener un tamaño más reducido que la del otro ojo (miosis).

Puede ser **aguda**, con un inicio abrupto y una duración menor de tres meses, o, con más frecuencia, seguir un **curso crónico**.

84. Me han dicho que tengo una uveítis intermedia. ¿Qué síntomas provoca una uveítis intermedia?

En la **uveítis intermedia** la inflamación se localiza en la cavidad vítrea, que se encuentra entre el cristalino y el fondo del ojo. En la uveítis intermedia el ojo no suele estar enrojecido y el paciente suele notar **visión borrosa** por la turbidez del humor vítreo y **miodesopsias** o "**moscas volantes**" por la formación de agregados inflamatorios o flóculos en el vítreo, que hacen que el paciente vea esas "**moscas**" o "**telarañas**" al mover el ojo. También puede ver **puntos**, **centelleos** o **estrellitas** que no se justifican por estímulos luminosos (se denominan **fotopsias**). La visión puede llegar a estar bastante disminuida.

La uveítis intermedia suele seguir un **curso crónico**.

85. Me han dicho que tengo una uveítis posterior. ¿Qué síntomas provoca una uveítis posterior?

En este caso, la **uveítis** afecta la parte **posterior** del ojo y compromete principalmente a la **coroides**, por lo que se denomina **coroiditis**. Con frecuencia se afecta también la retina, entonces se llama **coriorretinitis**. La afectación de los **vasos sanguíneos** (**vasculitis**) también se considera una uveítis. Esta forma de uveítis es mucho **menos frecuente** que la anterior en los pacientes con sarcoidosis, pero es **más grave**.

Los **síntomas** de la uveítis posterior suelen ser una **disminución** de la **agudeza visual**, que puede ser muy importante, sobre todo si se afecta la mácula, así como sensación de **borrosidad visual**. En ocasiones se asocia con la percepción de manchas más o menos móviles en el campo visual. También puede desarrollar pequeñas áreas del campo visual donde la visión es menos sensible o está incluso ausente, que están rodeadas de una visión normal y se denominan **escotomas**. En la uveítis posterior el paciente no suele quejarse de un dolor intraocular intenso.

86. Me han dicho que tengo una vasculitis retiniana. ¿Qué síntomas provoca una vasculitis retiniana?

La **vasculitis retiniana** se caracteriza por **inflamación** de los **vasos** de la **retina**, que se encuentra en la parte posterior del ojo. Se **considera** una **uveítis posterior**. Los síntomas clásicos son **disminución** de la **agudeza visual**, sin apenas dolor. Puede haber una zona de falta de visión (se denomina **escotoma**) en posición central o un poco lateral del campo visual, que se debe a la afectación de una zona de la retina denominada mácula, donde se localizan las neuronas que permiten la visión más precisa o de la salida del nervio óptico del globo ocular. También pueden verse "moscas volantes", "manchas flotantes", o percibir con ondulaciones las líneas que son rectas en condiciones normales (se denominan **metamorfopsias**). Además de las líneas rectas, los pacientes que la sufren también distorsionan las formas y tamaños de las cosas o de las personas a las que miran.

87. Me han dicho que tengo una panuveítis. ¿Qué síntomas provoca una panuveítis?

La **panuveítis** se produce cuando **todas** las **capas** de la **úvea** se **inflaman**, desde el frente hasta la parte posterior del ojo. En las panuveítis se pueden presentar **todos** los **síntomas** referidos en las formas anteriores, intermedias y posteriores de uveítis, **enro-**

jecimiento de los **ojos**, **dolor** en el ojo, **sensibilidad** a la **luz**, **visión borrosa**, puntos oscuros que flotan en el campo de visión (**moscas volantes**) y **disminución** de **agudeza visual**. Afortunadamente no es muy frecuente, pero cuando el oftalmólogo diagnostica una panuveítis, una de las enfermedades que hay que descartar es la sarcoidosis.

88. ¿Qué es una uveítis granulomatosa?

La **uveítis granulomatosa** es una inflamación de la úvea del ojo caracterizada por la formación de "**granulomas**". Puede afectar a cualquier parte de la úvea. La sarcoidosis, en ocasiones, se presenta como una uveítis de estas características. El problema es que otras enfermedades también pueden presentarse así y hay que hacer lo que se denomina un diagnóstico diferencial.

89. Qué es la mácula

La **mácula** ocular es una pequeña zona ubicada en el centro de la **retina**, que **permite** tener la **visión** de los **detalles** y el **movimiento**. Esta zona hace posible distinguir las caras y poder leer sin inconvenientes. Es como una pequeña mancha amarilla en el interior de la retina (Figura 16).

La **retina** se encuentra en el **fondo** del **ojo** y su función es la **transmisión** de los **impulsos luminosos** al **cerebro**, para luego ser transformados en impulsos nerviosos, para establecer las imágenes que después se hacen visuales.

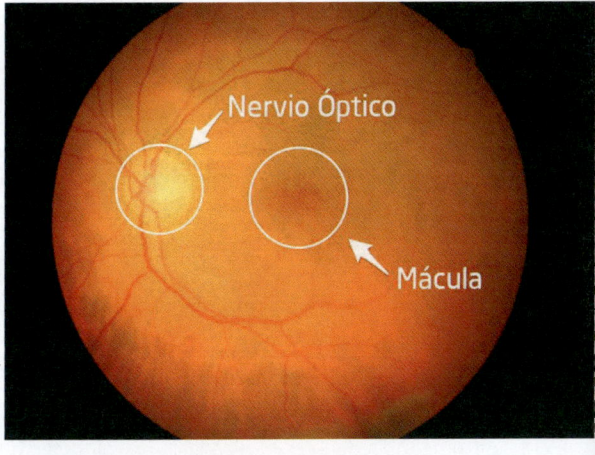

Figura 16. Fondo de ojo en el que se aprecian la mácula y el nervio óptico.

90. Me han dicho que tengo un edema macular quístico. ¿Qué es un edema macular quístico?

El **edema macular** se debe al **escape** de **fluido** de los **vasos sanguíneos retinianos**, ya sea porque están dañados o son anómalos y sus paredes se vuelven más permeables o demasiado delgadas.

Como consecuencia de la fuga o extravasación de líquido, la mácula se "encharca", se engruesa y se inflama. El resultado es un daño de las células fotorreceptoras, y una pérdida de visión.

91. ¿Cuáles son las principales exploraciones complementarias que se utilizarán para valorar mi afectación ocular por la sarcoidosis?

En **todo paciente** diagnosticado de **sarcoidosis** debe hacerse una **valoración oftalmológica**. Ni que decir tiene que, en caso de existir síntomas, esa valoración es inexcusable.

Las principales pruebas son:

— **Agudeza visual**. El **parámetro funcional** de **mayor importancia** es la agudeza visual. Puede disminuir por muchos motivos: opacidad en la córnea o en el cristalino, inflamación en la cámara anterior o en la cámara vítrea, alteración de la función de la retina o nervio óptico o por la aparición de complicaciones, como el edema macular. La agudeza visual permite monitorizar la evolución de la uveítis y la respuesta al tratamiento, por ello es de extremada utilidad para la toma de decisiones terapéuticas. Su valoración es sencilla y rápida, y permite aportar muchísima información. La forma correcta de medir la agudeza visual es mediante **optotipos**; se trata de unas figuras, que bajo una iluminación constante y determinada, así como a una distancia convenida, el paciente tiene que identificar (Figura 17).

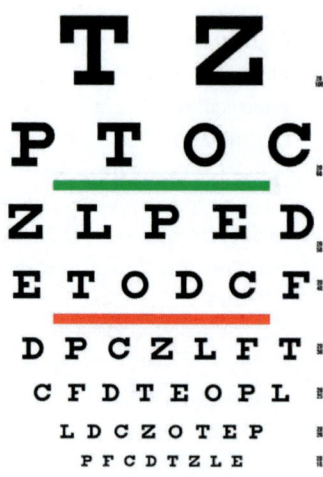

Figura 17. Optotipo para valorar la agudeza visual.

- **Lámpara de hendidura**. Se trata de un microscopio especial con el que el oftalmólogo explora el ojo del enfermo. En los casos de uveítis, el especialista puede observar la presencia de **células inflamatorias** que **flotan** en los **fluidos intraoculares** y determinar el grado y tipo de inflamación. Para explorar la parte de atrás del ojo, donde se localiza la retina y el nervio óptico, el oftalmólogo pone gotas para dilatar la pupila (midriáticas). Estas gotas pueden provocar visión borrosa transitoria y es posible que se le recomiende no conducir ni hacer trabajos finos durante algún tiempo.
- **Retinografía**. Es una fotografía del fondo ocular que permite explorar la retina, el nervio óptico, el árbol vascular y la mácula.
- **Angiografía fluoresceínica (AGF)**. Permite examinar el flujo sanguíneo de la parte posterior del ojo. Se inyecta un contraste por vía intravenosa que llega a la circulación retiniana y permite evaluar el árbol vascular de la retina. En casos de uveítis, se puede observar pérdida de colorante a través de los vasos (leakage) debido a la inflamación de los mismos. En los casos de enfermedades vasculares retinianas, incluyendo las vasculitis, la AGF muestra si existe un área de la retina con mal flujo sanguíneo (isquemia) o incluso el desarrollo de vasos nuevos.

Hay muchas más técnicas que se utilizarán según considere el oftalmólogo: ecografía, tomografía axial computarizada (TAC), resonancia magnética nuclear (RMN), etc.

92. Me van a hacer una tomografía de coherencia óptica (OCT). ¿Qué es una OCT?

La **tomografía** de **coherencia óptica** (**OCT**) es un **estudio** de **imágenes no invasivo** e **indoloro**. La OCT utiliza **ondas** de **luz infrarroja** para obtener **imágenes micrométricas** en **corte transversal** de la **retina** y sus **vasos sanguíneos**. Puede ser necesaria la utilización de gotas oculares para dilatar la pupila, con lo que la valoración se hace más fácil. El examen completo no suele durar más allá de **15 minutos**. Con la OCT, se puede ver cada una de las diferentes capas que forman la retina y permite hacer un diagrama y medir su grosor, lo que ayuda a determinar el diagnóstico y orientar el tratamiento.

La OCT puede usarse para **valorar** el **edema macular** y los trastornos del nervio óptico. La **angiografía** por **tomografía** de **coherencia óptica** (OCTA) toma imágenes de los vasos sanguíneos dentro y debajo de la retina y ha sustituido a la angiografía, mucho más engorrosa, en muchos casos (Figura 18).

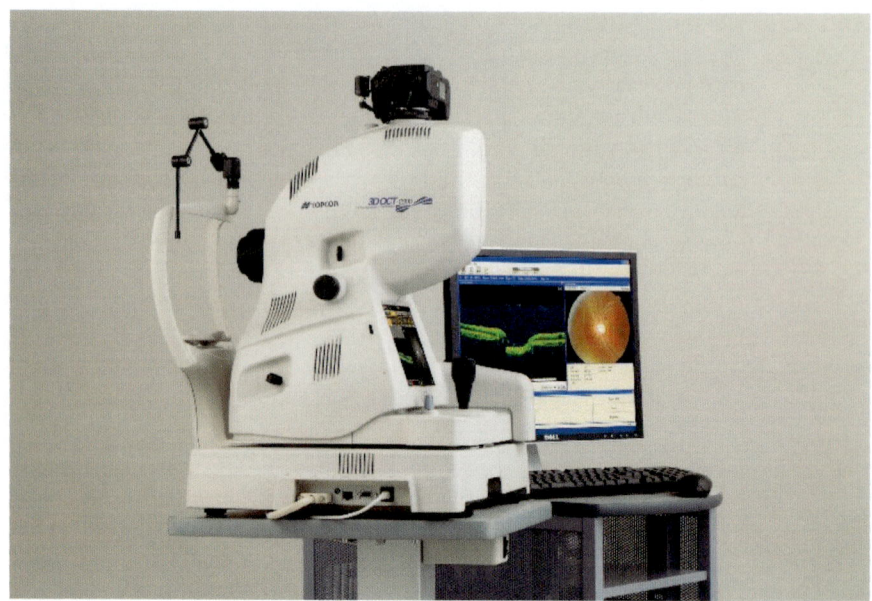

Figura 18. Equipo de OCT e imagen obtenida mediante esta técnica.

93. ¿Qué es el síndrome de Heerfordt o fiebre uveoparotídea?

Se trata de una **forma** muy **específica** de **sarcoidosis**, pero muy poco común, en la que **los pacientes** se **presentan** con la combinación de una **uveítis anterior** (inflamación ocular) con **aumento** de las **glándulas parótidas** (como cuando hay unas paperas), **parálisis facial** (desviación de la comisura de la boca) y **fiebre**.

Esta variante de sarcoidosis se diagnostica por la clínica.

AFECTACIÓN CARDIOVASCULAR

José Luis Callejas Rubio
Nuria Navarrete Navarrete
Isabel Sánchez Berná

94. ¿De qué manera se puede afectar el corazón en la sarcoidosis?

La **afectación cardíaca** en la sarcoidosis es **rara**, y es consecuencia de la **infiltración** de las **diferentes partes** del **corazón** por los típicos granulomas propios de la enfermedad. Se puede afectar el pericardio (saco que rodea el corazón), el músculo cardíaco, el sistema de conducción eléctrico, las válvulas y/o las arterias coronarias.

Cada tipo de afectación producirá manifestaciones clínicas particulares, aunque en muchas ocasiones puede no producir ningún síntoma y detectarse por causalidad en alguna prueba solicitada.

La afectación cardíaca **puede** ser la **única manifestación** de la enfermedad, lo que **dificulta** mucho el **diagnóstico**, o formar parte de una sarcoidosis sistémica, lo que hace el diagnóstico más fácil.

95. ¿Qué síntomas puede provocar la sarcoidosis qué afecta al corazón?

Como hemos comentado anteriormente, las **manifestaciones clínicas** van a derivar de la **estructura** del **corazón** que esté **afecta**, teniendo en cuenta que muchas veces puede cursar de forma asintomática o con síntomas muy sutiles.

Si se afecta el **pericardio**, se puede producir una inflamación denominada **pericarditis aguda** que se caracteriza por la presencia de **dolor** en el **centro** del **tórax** que se irradia, generalmente, hacia la espalda y que típicamente empeora cuando el paciente se tumba y mejora cuando se echa hacia adelante sentado.

En ocasiones, cuando el **pericardio** se inflama, se produce un líquido que se llama **derrame pericárdico.** A veces, ese derrame puede apretar al músculo del corazón e impedir que funcione adecuadamente.

Cuando se afecta el **sistema** de **conducción eléctrica** se pueden producir diferentes tipos de **arritmias** y/o **bloqueos cardíacos**, dependiendo de dónde se disponga la infiltración granulomatosa. Existen diferentes tipos de bloqueo que son de diferente gravedad. Los casos más graves pueden obligar a colocar un **marcapasos**.

En **ocasiones**, más que un bloqueo del sistema de conducción eléctrica se produce una **hiperexcitación** del mismo, produciendo alteraciones del ritmo del corazón, lo que denominamos **arritmias**. Dependiendo del lugar en el que se produzcan esas arritmias pueden ser más o menos graves. Las menos graves pueden pasar desapercibidas o producir sensación de **palpitaciones**. En raras ocasiones pueden producir pérdidas de conocimiento con caída al suelo (**síncope**) e incluso, muy raramente, la muerte súbita.

Los pacientes con sarcoidosis cardíaca tienen más riesgo de desarrollar una **insuficiencia cardíaca** que puede manifestarse con síntomas como dificultad para respirar, que puede empeorar al tumbarse en la cama, con hinchazón de los pies y tobillos a lo largo del día, lo que llamamos **edema**. Por la noche se reabsorbe parte de esos edema, se orina más, y por las mañanas los pies se aparecen menos hinchados.

Finalmente, puede producirse **enfermedad de las arterias coronarias** con una inflamación de los vasos que provoca que la sangre no llegue de forma correcta a través de ellos al músculo cardíaco con aparición de una **angina** de **pecho** o un **infarto** de **miocardio.**

96. ¿Qué son las alteraciones del ritmo?

Como hemos comentado anteriormente el corazón se **contrae** de forma **rítmica**, dando lugar a los clásicos **latidos** del **corazón**, gracias a que tiene un sistema de conducción eléctrico que hace que llegue el estímulo eléctrico a las diferentes partes del músculo cardiaco (aurículas y ventrículos).

El **ritmo normal** del corazón se llama **ritmo sinusal**. El ritmo **se puede ver alterado porque no pase** bien la **corriente** (**bloqueos**) o porque haya un **hiperexcitación** en algunas zonas provocando diferentes tipos de **arritmias**, como veremos posteriormente.

97. ¿En qué consisten las alteraciones de la conducción?

Dependiendo de dónde se produzca la infiltración granulomatosa en el tejido de conducción se van a producir **bloqueos** o **arritmias**.

La contracción del corazón se produce a consecuencia de una corriente eléctrica que se genera en un marcapasos natural, el seno auricular, y que se distribuye al resto del corazón por el tejido de conducción, dando lugar a los latidos cardiacos. Esa corriente eléctrica se puede interrumpir por la formación de granulomas en el tejido encargada de conducirla, apareciendo lo que denominamos **bloqueos**.

Existen varios tipos de bloqueos que son de diferente gravedad. Los más graves pueden hacer que no se produzca la contracción del corazón y obligan a la colocación de un **marcapasos**.

98. ¿Se puede producir una inflamación de los vasos sanguíneos (vasculitis) en el contexto de la sarcoidosis?

La **afectación** de los **vasos sanguíneos** del corazón, las llamadas coronarias, es **muy rara** en la sarcoidosis. Se produce por una inflamación de los vasos arteriales que denominamos **vasculitis coronaria**. Cuando los vasos se inflaman, la sangre pasa a través de ellos con dificultad, produciendo un disbalance entre el aporte de oxígeno al músculo cardíaco y sus necesidades. El músculo sin oxígeno se queja en forma de dolor torácico (angina de pecho) y si la obstrucción es completa puede producirse un infarto de miocardio (muerte de fibras musculares cardíacas).

Por otro lado, los pacientes con sarcoidosis no están exentos de tener los factores de riesgo cardiovascular de la población general (obesidad, tabaquismo, diabetes, hipertensión arterial, etc...) que favorece la **arterioesclerosis coronaria** y el desarrollo de una **cardiopatía isquémica**. En estos casos es muy difícil distinguir si la afectación es por la sarcoidosis coronaria, o por los factores de riesgo cardiovascular, o son las dos cosas a la vez.

99. ¿Qué pruebas pueden hacerme para valorar una posible afectación del corazón por la sarcoidosis?

Hay una gran cantidad de pruebas que se pueden realizar para poner de manifiesto una posible afectación cardiaca por la sarcoidosis. No a todos los pacientes hay que realizarle todas ellas. El médico responsable seleccionará las que considere adecuadas, según los síntomas del paciente en concreto.

Pruebas básicas como la radiografía de tórax, el ECG y el ecocadiograma sirven para valorar una posible afectación del pericardio.

Ecocardiograma, RM cardíaca con gadolinio, gammagrafía con tecnecio y galio, y PET-TC para valorar la afectación miocárdica.

ECG, Holter de arritmias y estudios electrofisiológicos para estudiar los trastornos de ritmo

Ergometría, pruebas isotópicas de perfusión miocárdica, ecocardiograma de estrés y coronariografía para estudiar la vasculitis coronaria.

100. ¿Qué información aporta el electrocardiograma (ECG)?

Aunque no existe ningún dato en el ECG que permita sospechar sarcoidosis el **papel** del **ECG** es **muy importante** en la **identificación** de las **manifestaciones clínicas** de la enfermedad, fundamentalmente en el diagnóstico de la pericarditis, de los trastornos del ritmo, tanto en forma de bloqueos cardiacos como de arritmias, y en la cardiopatía isquémica secundaria a la vasculitis coronaria.

101. ¿Qué utilidad tiene realizar una monitorización Holter del corazón?

En pacientes en los que sospechamos una alteración del ritmo vamos a necesitar una monitorización prolongada del corazón. Muchas veces, las arritmias no son permanentes, sino que pueden aparecer y desaparecer a lo largo de un día o en incluso variar en diferentes días. Para poder recoger todos los eventos arritmógenos se disponen de sistemas de registro diario o de varios días, denominados **Holter** de **arritmias**.

Cuando un paciente con sarcoidosis se queja de palpitaciones o de síncope (pérdida del nivel de conciencia) este tipo de pruebas son fundamentales en la identificación del tipo de arritmia.

102. ¿Qué utilidad tiene la ecocardiografía en el estudio de la posible afectación cardiaca por la sarcoidosis?

No existe ningún dato en el ecocardiograma que sea diagnóstico de sarcoidosis cardíaca. No obstante, en pacientes diagnosticados de sarcoidosis hay varios **hallazgos** en el ecocardiograma que **sugieren afectación cardíaca** por la enfermedad.

Entre ellos destacan la presencia de una disfunción del ventrículo izquierdo con una **fracción de eyección <40%** (esto es un disminución de la fuerza con la que el corazón manda sangre a los tejidos), una **contractilidad segmentaria anormal** (esto es que cuando se produce la contracción de los ventrículos, la llamada sístole ventricular, en lugar de producirse un movimiento homogéneo de las paredes del corazón hay zonas que se mueven menos debido a la infiltración del músculo por los granulomas o por la propia inflamación local).

Aunque la afectación de las válvulas del corazón es rara, el ecocardiograma es la prueba no invasiva más útil para valorar estenosis (esto es que la válvula no se abre bien) o insuficiencia (esto es que la válvula no se cierra bien).

También permite identificar la presencia o no de derrame pericárdico (líquido en el saco que recubre al corazón), y si está provocando compromiso hemodinámico (esto es, que el líquido impide que le entre sangre de forma correcta al corazón y/o no pueda expulsarla bien). En estos casos, el ecocardiograma permite identificar la localización del líquido para poder extraerlo mediante una punción a través del pecho (pericardiocentesis).

103. Están estudiando una posible afectación del corazón por la sarcoidosis y me han pedido una resonancia magnética cardiaca (RMCa). ¿Qué es la RM y para qué sirve?

La **resonancia magnética** es una **prueba no invasiva** que produce imágenes anatómicas tridimensionales detalladas, sin el uso de la radiación peligrosa, como lo hace la tomografía. La RM se pude realizar de múltiples órganos (cerebral, columna, etc...) y cuando se hace del corazón se llama resonancia cardíaca (RMCa). Es una prueba larga, cara y no disponible en todos los hospitales, pero que se está convirtiendo en una **prueba básica** en el **diagnóstico** y estratificación pronóstica de diferentes patologías cardíacas. Generalmente se utiliza un metal denominado **gadolinio** (Ga), que tiene especial **avidez** por depositarse en **sitios** donde existe **inflamación** o ha habido algún tipo de daño o muerte en el tejido miocárdico. El **hallazgo** en la RMCa más **típico** de la sarcoidosis es la **captación tardía** con gadolinio.

104. ¿Qué es la tomografía computarizada de fotón único (SPECT) y qué utilidad tiene en el estudio de la posible afectación cardiaca por la sarcoidosis?

Se trata de una prueba de **medicina nuclear**, que utiliza **diferentes isótopos** que se unen, bien a los granulomas, bien al tejido muscular sano, dibujando zonas de posible afectación miocárdica de la sarcoidosis. Clásicamente se ha empleado el galio, el tecnecio y el talio, cada uno de ellos con unos hallazgos sugerentes de afectación cardíaca por la enfermedad. Sin embargo, cada vez se emplean menos ya que su rentabilidad se ha visto superada por el uso de la PET-TC.

105. ¿Qué utilidad tiene la tomografía por emisión de positrones (PET) en el estudio de la sarcoidosis cardiaca?

La **tomografía** con **emisión** de **positrones marcados** con **fluorodesoxiglucosa (PET)** es una **prueba** de **imagen** de **medicina nuclear** (PET), que habitualmente se combina con una radiológica **(TC: tomografía computerizada)**, de ahí lo de PET-TAC. Al igual que la RMCa es una prueba cara y que no está disponible en todos los hospitales, pero que da una **información** muy **importante** en distintas patologías sobre todo en oncología y en enfermedades sistémicas como la **sarcoidosis**. Es una prueba que nos permite no solo estudiar si existe afectación cardíaca, sino también en cualquier otra localización, ya que se hace de cuerpo entero. La idea es que las células inflamatorias, en este caso los granulomas, consumen mucha glucosa y en el PET-TC determinan una intensa captación del marcador.

Algunos de los hallazgos de la PET son altamente sugerentes de sarcoidosis cardiaca.

106. ¿En qué consisten los estudios electrofisiológicos? ¿Qué aportan en el estudio de la sarcoidosis?

En algunas ocasiones, para **conocer bien** el origen de una **alteración** del **ritmo** y poder poner una solución, hace falta recurrir a un estudio electrofisiológico. Este estudio lo hacen cardiólogos expertos en arritmias mediante electrodos que permiten localizar la zona o las zonas donde se producen la arritmia y por medio de catéteres especiales hacer una ablación (destrucción) de la zona arritmógena.

AFECTACION GASTROINTESTINAL, PERITONEAL, HÍGADO Y BAZO

Isabel Sánchez Berná
Nuria Navarrete Navarrete

107. ¿Qué es el aparato digestivo?

El **aparato digestivo** está formado por el **tubo digestivo**, el **hígado**, el **páncreas** y la **vesícula biliar** (Figura 19).

El término **tubo digestivo** se refiere a una serie de órganos huecos unidos en un tubo largo que va desde la boca hasta el ano. Esos órganos huecos son: la **boca**, el **esófago**, el **estómago**, el **intestino delgado**, el **intestino grueso** y el **ano**. El **hígado**, el **páncreas** y la **vesícula biliar** son los **órganos sólidos** del aparato digestivo.

108. ¿Puede afectar la sarcoidosis al tubo digestivo? ¿Qué síntomas provoca?

Cómo hemos repetido en varias ocasiones, la sarcoidosis es una enfermedad sistémica que puede afectar prácticamente a todos los órganos del cuerpo y también, ¿cómo no? al **tubo digestivo**, pero lo hace con una **frecuencia baja**. Se estima que apenas en el 1% de los casos, si bien posiblemente esta cifra está subestimada por tener un curso habitualmente asintomático o inespecífico.

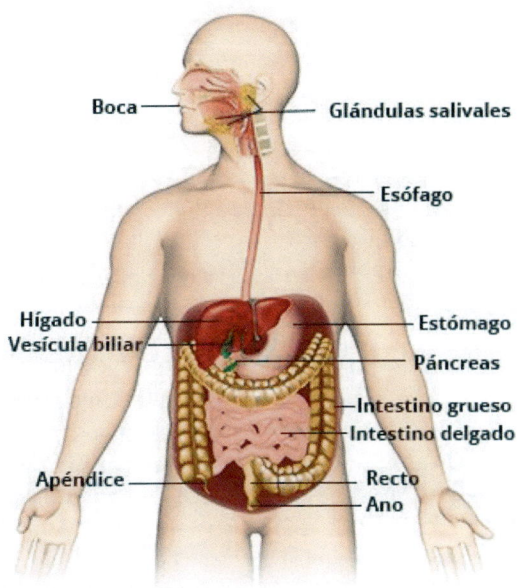

Figura 19. Aparato digestivo. Tomada de NIH.

En los pacientes en los que aparece, lo más habitual (80%) es la afectación de los **primeros segmentos del tracto gastrointestinal** (esófago, estómago y duodeno), en los que se produce una infiltración granulomatosa sarcoidea a nivel de la mucosa, submucosa y muscular.

Como hemos comentado, la sarcoidosis gastrointestinal suele ser **poco sintomática**. Los **síntomas** que provoca son **inespecíficos** y dependen de la localización: dificultad para tragar (disfagia), náuseas o incluso vómitos, dolor abdominal, diarrea, pérdida de peso, etc.

Resulta muy infrecuente que el paciente con sarcoidosis gastrointestinal presente un evento clínico grave: hemorragia, perforación u obstrucción.

109. ¿Se puede asociar la sarcoidosis a otras enfermedades del tubo digestivo cómo la enfermedad de Crohn o la colitis ulcerosa?

El tubo digestivo puede verse afectado en el contexto de diferentes **enfermedades inflamatorias**, como son la **enfermedad** de **Crohn** o la **colitis ulcerosa**, entre otras. Estas enfermedades son más frecuentes que la sarcoidosis. Aunque se han descrito casos de **aparición simultánea** de **sarcoidosis** y **enfermedad inflamatoria intestinal** es algo anecdótico.

Como hemos comentado, la afectación sarcoidea de los segmentos finales del tubo digestivo es infrecuente, pero no imposible. Los hallazgos endoscópicos en estos pacientes pueden parecerse a la afectación propia de la enfermedad inflamatoria intestinal. Algunos datos clínicos ayudan al médico a la hora de hacer el **diagnóstico diferencial de las tres entidades,** entre ellos: la **sarcoidosis** gastrointestinal se suelen afectar las **primeras porciones** del **tubo digestivo** superior, el órgano predominantemente afecto es el pulmón, y suelen existir niveles más elevados de **enzima convertidora** de **angiotensina** (ECA); en la **enfermedad** de **Crohn** predomina la afectación de la última porción del intestino delgado (**íleon terminal) e intestino grueso (colon)**, existe una inflamación parcheada profunda, con criptas y úlceras; y en la **colitis ulcerosa** suele afectarse el **intestino delgado**, apareciendo úlceras superficiales y de distribución continua.

110. ¿Es muy frecuente la asociación de sarcoidosis y enfermedad celiaca?

La **enfermedad celiaca** es una **afección autoinmune** en la que se daña el revestimiento del intestino delgado, como consecuencia de una **reacción** a la **ingesta** de **gluten**. El intestino dañado no puede absorber los nutrientes de los alimentos.

El **gluten** es una sustancia que se encuentra en el **trigo**, la **cebada** y el **centeno**, y también en alimentos elaborados con estos ingredientes. El valor nutricional del gluten es muy bajo y es totalmente prescindible. Pero facilita que la harina forme una masa pegajosa elástica y que se mantiene ligada cuando se combina con agua. Además, hace que los productos horneados que lo contienen estén crujientes y esponjosos.

La **coexistencia** de **celiaquía** y **sarcoidosis** es **infrecuente**, si bien **hasta** en el **15 %** de los **pacientes** con **sarcoidosis** se observan **anticuerpos típicos** de la **enfermedad celiaca**. Esta inmunorreactividad al gluten no implica un diagnóstico de celiaquía, ya que el diagnóstico de la misma se basa en la asociación de hallazgos clínicos (síntomas de malabsorción de alimentos: diarrea, dolor y distensión abdominal, déficit de hierro, desnutrición...), de laboratorio (anticuerpos antitransglutaminasa y/o antiendomisio) e histológicos tras la realización de una biopsia de duodeno.

111. ¿Se puede afectar el hígado en el curso de la sarcoidosis? ¿Cómo se manifiesta la afectación del hígado?

El **hígado** es un **órgano imprescindible para la vida** que forma parte del aparato digestivo. Está situado en la parte superior derecha del abdomen, debajo del diafragma, **segrega** la **bilis**, fundamental para la digestión de las grasas, y cuenta con otras muchas funciones, entre ellas la **síntesis** de las **proteínas plasmáticas**, el **almacenamiento** de **vitaminas** y **glucógeno** (reserva energética de glucosa) y una **función desintoxicante**. De hecho, el hígado es responsable de eliminar de la sangre diferentes sustancias que puedan resultar nocivas para el organismo, entre ellas el alcohol, convirtiéndolas en inocuas.

La **afectación** del **hígado** en los pacientes con **sarcoidosis** es **muy frecuente**. De hecho, hasta el **65 %** de los **pacientes** con **sarcoidosis** presentarían **granulomas** en la biopsia hepática si es que esta se hiciera. Afortunadamente, la mayoría de los casos cursan de forma **asintomática** y sólo presentan alteración de las pruebas de laboratorio, en concreto de la bioquímica hepática (fundamentalmente elevación de dos parámetros como son la fosfatasa alcalina y la gamma-GT). Tan solo en el **15 %** de los **pacientes** con **afectación sarcoidea** hepática **aparece sintomatología** asociada, siendo las **manifestaciones más comunes** el **dolor abdominal**, el **prurito** y la **hepatomegalia**.

La aparición de complicaciones como la **cirrosis hepática** o la **hipertensión portal** (aumento de la presión en la vena porta) es **infrecuente**.

112. ¿Qué es el peritoneo? ¿Se puede afectar por la sarcoidosis? ¿Qué síntomas produce?

El **peritoneo** es una **membrana** que **reviste** el **interior** de la **cavidad abdominal**, recubriendo tanto la pared abdominal como la superficie los órganos. Su **afectación** en la **sarcoidosis,** aunque posible, es **poco común**.

El **dolor abdominal** y la **ascitis** (líquido en el interior de la cavidad abdominal) son las **manifestaciones** clínicas **más frecuentes** en los casos de afectación peritoneal sarcoidea, aunque en algunos pacientes pueden aparecer datos de obstrucción intestinal.

113. ¿Me han dicho que mi bazo está afectado por la sarcoidosis? ¿Qué implica esa afectación?

La afectación del bazo (esplénica) aparece hasta en el 10 % de los pacientes con sarcoidosis, siendo habitualmente **asintomática**. Solo en un pequeño porcentaje de los casos (un 3%) causa un aumento del tamaño del bazo significativo.

AFECTACIÓN NEUROLÓGICA

Isabel Sánchez Berná
Nuria Navarrete Navarrete
Javier de la Hera Fernández

114. ¿Qué se entiende por sistema nervioso central y sistema nervioso periférico?

El **sistema nervioso** es el **conjunto** de **órganos** y **estructuras** constituido por **células altamente diferenciadas**, las neuronas, especializadas en la conducción de señales eléctricas a lo largo de una gran red de terminaciones nerviosas. La interacción de sus distintos elementos consigue **controlar** el **funcionamiento** de **todo** el **cuerpo**.

Se divide, estructuralmente, en dos partes bien diferenciadas. El **sistema nervioso central**, que incluye el **encéfalo** y la **médula espinal**, se ubica dentro del neuroeje (cráneo y columna vertebral), se encuentra recubierto por las **meninges** (tres membranas protectoras) y representa el centro de procesamiento principal del sistema nervioso, encargado de controlar todas las funciones corporales. Por otra parte, el **sistema nervioso periférico** está formado por los **nervios** y los **ganglios nerviosos**, y representa las prolongaciones periféricas del sistema nervioso encargadas de conectar el sistema nervioso central con los miembros y órganos que tiene que controlar.

115. ¿Qué es el sistema nervioso vegetativo o autónomo?

El **sistema nervioso vegetativo** o **autónomo** es la parte del sistema nervioso que **inerva** los **órganos internos**, incluidos los vasos sanguíneos, el estómago, el intestino, el hígado, los riñones, la vejiga, los genitales, los pulmones, las pupilas, el corazón y las glándulas sudoríparas, salivales y digestivas.

El sistema nervioso autónomo regula procesos del organismo, como la presión arterial, la frecuencia cardiaca al pasar de la posición de tumbado a la de pie, el diámetro de nuestra pupila según la intensidad de luz, la producción de sudor cuando hace calor para mantener nuestra temperatura corporal, o muchas otras respuestas producidas de una **forma automática** (**autónoma**), es decir, sin necesidad de nuestra intervención consciente.

La **sarcoidosis** puede **afectar** al **sistema nervioso autónomo**. Esa afectación puede ser reversibles o progresar con el tiempo.

116. ¿Qué son los pares craneales?

Son un total de 12 pares de nervios que tienen su **origen** en el **sistema nerviosos central** (encéfalo fundamentalmente) **pasan** por **orificios** del **cráneo** y van desde el encéfalo hasta diferentes áreas de la cabeza, el cuello, el tórax y el abdomen, donde ejercen sus funciones.

Los **pares craneales transmiten información** entre el **encéfalo** y los **órganos** de los **sentidos** (los ojos, los oídos, la nariz y la lengua). También mandan información a los **músculos** de la **cara**, la **cabeza**, el **cuello** y otros **órganos** del cuerpo, como la laringe (órgano encargado del habla), el **corazón**, los **pulmones**, el **estómago** y los **intestinos**.

En la **sarcoidosis** la afectación de alguno de los **pares craneales**, como comentaremos, es relativamente frecuente.

117. ¿Qué es la hipófisis?

Es un **órgano** del **tamaño** de un **guisante** unido a una parte del encéfalo que se llama **hipotálamo**. Se encuentra en la base del encéfalo, por encima y detrás de la nariz. El hipotálamo envía señales a la hipófisis, que se encarga de elaborar hormonas que controlan la actividad de la mayor parte de las demás glándulas endocrinas de nuestro cuerpo, de tal manera que, entre ambos, controlan la secreción de hormonas tiroideas, hormonas sexuales, suprarrenales o la hormona anidiurética (hormona que sirve para regular la contracción de los vasos sanguíneos y ayuda a que los riñones regulen la cantidad de agua y sal en el cuerpo), de manera que regula la presión arterial y la cantidad de orina que se produce.

En el caso de la **sarcoidosis** es importante porque, en algunas ocasiones, los **granulomas pueden dañar la hipófisis** y alterar su función.

118. ¿Qué es el líquido cefalorraquídeo?

Es el **líquido** que **circula** por los **espacios huecos** del **cerebro** y la **médula espinal** y entre dos de las meninges (las capas finas de tejido que cubren y protegen el cerebro y la médula espinal). Sirve como **amortiguador** de posibles traumas y para el aporte de **nutrientes**.

El **análisis** del **líquido cefalorraquídeo**, al verse alterado en situaciones de enfermedad, puede ser necesario para el estudio de diferentes padecimientos (inflamatorios, infecciosos o tumorales) que afectan al sistema nervioso como pueda ser la **sarcoidosis**.

119. ¿Qué se entiende por neurosarcoidosis?

Alrededor del 5-10 % de los pacientes con sarcoidosis desarrollan lo que se conoce como **neurosarcoidosis**. Se trata de **complicaciones neurológicas** que pueden afectar a cualquier estructura del sistema nervioso, durante el curso de la enfermedad.

120. ¿Qué afectación del sistema nervioso central cabe esperar en la sarcoidosis?

A nivel del **sistema nervioso central** las estructuras más frecuentemente afectadas son los **nervios craneales**, las meninges, el parénquima cerebral y la médula espinal.

La **neuropatía craneal** es la manifestación más común, apareciendo en el **60 %** de los **pacientes** con **neurosarcoidosis**. Aunque puede afectarse cualquiera de esos 12 nervios craneales que hemos comentado que existen, el que con más frecuencia se afecta es el que hace el número VII y que se llama **nervio facial** porque se responsabiliza de la inervación de los músculos de la cara. Cuando se lesiona se provoca una **parálisis facial** que se manifiesta, entre otras cosas, porque la comisura de la boca se desvíe hacia la zona sana.

La **afectación meníngea**, es menos frecuente. Puede ser asintomática o manifestarse con cefalea fundamentalmente.

La **afectación del parénquima cerebral** es mucho menos frecuente, afortunadamente. Las manifestaciones clínicas dependen del lugar donde se originen los granulomas.

Una de las localizaciones predilectas de la sarcoidosis es la infiltración granulomatosa de **hipotálamo** e **hipófisis**, que puede dar lugar a la denominada **disfunción neuroendocrina**. Ya hemos comentado que el binomio hipotálamo-hipófisis regula la función de otras muchas glándulas y su lesión por la sarcoidosis puede hacer que aparezcan manifestaciones clínicas muy variadas: desde diabetes insípida (el paciente orina mucho por perder el control de la cantidad de orina y precisa beber mucha agua), hiperprolactinemia (aumento de la prolactina en sangre que puede provocar secreción láctea inapropiada por la mama y amenorrea), hipotiroidismo (disminución de la secreción de hormonas tiroideas), hipogonadismo (disminución de hormonas sexuales), etc.

Finalmente, puede existir una **afectación de la médula espinal** secundaria a la aparición de granulomas sarcoideos en distintas porciones medulares, siendo lo más frecuente la afectación de segmentos torácico y cervical. Como la médula espinal agrupa todas las vías nerviosas que llevan señales tanto motoras como sensitivas, su lesión provoca déficits sensitivos y motores por debajo del nivel medular afectado.

121. ¿Qué técnicas se utilizan para estudiar la afectación del sistema nervioso central por la sarcoidosis?

No existe una **prueba específica** para el diagnóstico de **neurosarcoidosis**. Se utilizan las mismas técnicas que para evaluar cualquier otra enfermedad que afecte al sistema nervioso central,

La prueba de imagen de elección para valorar la afectación del sistema nervioso central es la **resonancia magnética nuclear (RMN)**, que puede mostrar lesiones en las diferentes estructuras del sistema nervioso central que, junto con los datos clínicos y de laboratorio, pueden llevar a establecer el diagnóstico de neurosarcoidosis.

La **punción lumbar** es un procedimiento utilizado frecuentemente para estudiar enfermedades del sistema nervioso central de diferente naturaleza, especialmente infecciosas e inflamatorias. Se inserta una aguja en la parte inferior de la columna vertebral, generalmente entre la tercera y cuarta vértebra lumbares, y una vez que la aguja está en el lugar correcto, se pueden medir las presiones y, sobre todo, recoger líquido cefalorraquídeo para analizarlo.

En algunos casos puede ser necesario realizar, además, **otras pruebas** diagnósticas, como **electroencefalografía**, **potenciales evocados** o angiografía, entre otras, para caracterizar mejor la enfermedad o descartar otras patologías.

122. ¿Cómo se manifiesta la afectación del sistema nervioso periférico?

La **neuropatía periférica** se refiere a la afectación por la sarcoidosis de los nervios que se sitúan fuera del cerebro y la médula espinal. Aparece en el 6 % de los pacientes con neurosarcoidosis, y puede manifestarse de diferentes maneras. En unos casos se producen más **alteraciones** de la **sensibilidad** (sensación de entumecimiento o dolor) y en otros más de la **fuerza** (debilidad). Con frecuencia se produce una afectación mixta, con alteraciones de la sensibilidad y de la fuerza en las manos y en los pies.

123. ¿Qué técnicas se utilizan para estudiar la posible afectación del sistema nervioso periférico por la sarcoidosis?

En aquellos pacientes con afectación del sistema nervioso periférico es necesaria la realización de **estudios neurofisiológicos de conducción nerviosa** y **electromiografía** para localizar y caracterizar las lesiones neuromusculares.

124. ¿Qué es la neuropatía de fibra fina? ¿Qué síntomas produce?

Una de las manifestaciones de la neurosarcoidosis descritas más recientemente es la **neuropatía** de **fibra fina**, que hace referencia a la lesión de unas fibras nerviosas especiales responsables de **transmitir** información sobre la **temperatura** y el **dolor** y de la función del **sistema nervioso autónomo**.

Los síntomas que produce esta neuropatía, muy difícil de reconocer y diagnosticar, son muy variados. Con frecuencia los enfermos refieren como **quemazón, hormigueo o prurito (picazón) bilateral** y **simétrica** en los **pies**. Algunos pacientes sufren **dolores nocturnos** profundos tipo **calambre, piernas inquietas** o **movimientos** de los **pies**. Hasta el roce de las sábanas pueden llegar a molestar. En otras ocasiones se produce falta de sensibilidad al calor, el frío o el pinchazo. La afectación del sistema nervioso autónomo puede manifestarse con **sequedad, sudoración, palpitaciones, mareo al ponerse en pie (hipotensión ortostática), alteración** del **hábito intestinal (estreñimiento o diarrea), disfunción eréctil**, etc.

Se trata de una entidad bastante desconocida y frecuentemente infradiagnosticada, que conlleva un importante impacto sobre la calidad de vida del paciente en sus componentes físico y mental.

125. ¿Cómo se estudia una posible neuropatía de fibra fina en un paciente con sarcoidosis?

El cuestionario: "**Lista de detección de neuropatía de fibras finas**" se desarrolló específicamente para la sarcoidosis. Son 8 preguntas sencillas que hacen referencia a la presencia de dolor de brazos, palpitaciones, alteración de los movimientos intestinales, dificultad para vaciar la vejiga o retención de orina, presencia de calambres, sensación de frío en los pies o dolor torácico y el análisis de las respuestas obtenidas puede ayudar a identificar a los pacientes que sufren este proceso.

El **diagnóstico** preciso es **complicado** y se basa en la realización de pruebas complejas, entre ellas los potenciales térmicos evocados por láser, la microscopia confocal corneal y la biopsia cutánea con técnicas especiales para valorar la densidad de fibras nerviosas.

AFECTACIÓN RENAL

María del Mar Castilla Castellano
Adoración Martín Gómez

126. ¿De qué manera se pueden afectar mis riñones a causa de la sarcoidosis?

La afectación renal generalmente aparece en personas con un **diagnóstico reciente** de sarcoidosis (al principio de la enfermedad), que tienen una **enfermedad activa** en varios órganos, sobre todo en el pulmón. A veces se **detecta** la sarcoidosis al **estudiar** una **insuficiencia renal aguda**, como primer signo. Es poco frecuente que la afectación renal se desarrolle meses después del diagnóstico de la sarcoidosis.

El **abanico** de **afectación renal** en la sarcoidosis es **variado**. Dada la rareza de la enfermedad y de la afectación renal de la misma, los datos son más limitados que en otras enfermedades, por lo que no se puede aseverar con certeza la frecuencia exacta de cada patología. Las alteraciones más descritas son:

— **Hipercalcemia** (aumento del calcio en sangre) e **hipercalciuria** (aumento del calcio en orina).
— **Nefritis tubulointersticial** con o sin granulomas.
— **Nefrocalcinosis**.
— **Uropatía** obstructiva (obstrucción de la vía urinaria por **cálculos**).
— **Glomerulopatías** (menos frecuentemente)
— **Insuficiencia renal**

127. ¿Qué es la hipercalcemia? ¿Es muy frecuente en la sarcoidosis? ¿Qué problemas puede provocar?

El **calcio** es un **mineral** que se encuentra en **diferentes lugares** del **cuerpo**, incluida la sangre. Cuando la concentración de calcio en la sangre está por encima de lo normal, se denomina **hipercalcemia**.

Los **granulomas** (la lesión típica de la sarcoidosis) **aumentan** la **producción** de **vitamina D**; esta vitamina favorece la absorción de calcio desde el intestino a la sangre. La exposición a la luz solar puede agravar la hipercalcemia, es por ello que en los meses de primavera-verano hay más riesgo de presentarla. El **10-20 %** de las **personas** con **sarcoidosis** tienen **hipercalcemia**.

Los síntomas de la hipercalcemia dependen de la rapidez con la que aparezca y de la gravedad de la misma. **Muchos pacientes** con hipercalcemia por sarcoidosis **no tienen ningún síntoma**. Si los niveles de calcio aumentan muy rápidamente en la sangre puede aparecer: pérdida de apetito, nauseas, vómitos, estreñimiento, dolor abdominal, cansancio, debilidad o dolor muscular, hipertensión, arritmias cardiacas, dolor de cabeza, depresión, hasta confusión y desorientación.

La **hipercalcemia crónica** es **más frecuente** que la aguda, puede provocar problemas como la litiasis renal (piedras o **cálculos** en el **riñón**), nefrocalcinosis, insuficiencia renal y necesidad de orinar muchas veces y mucha cantidad.

128. ¿Qué es la hipercalciuria? ¿Es muy frecuente en la sarcoidosis? ¿Qué problemas puede provocar? ¿Cómo se diagnostica?

La **hipercalciuria** es la presencia de un **exceso** de **calcio** en la **orina**. Aproximadamente el **30-50 %** de las personas con **sarcoidosis tienen hipercalciuria**. Cuando se detecta hipercalcemia, suele haber hipercalciuria.

Al igual que la hipercalcemia crónica, la hipercalciuria **puede provocar litiasis renal** (piedras en el riñón), **nefrocalcinosis** e insuficiencia renal.

La forma de diagnosticarla es midiendo la cantidad de calcio que se elimina por orina. Muchas veces se precisa una orina de 24 horas.

129. ¿Qué es la nefritis intersticial? ¿Es muy frecuente en la sarcoidosis? ¿Qué problemas puede provocar? ¿Cómo se diagnostica?

El **intersticio renal** es el **espacio** que existe **entre** los **glomérulos** (que son los filtros renales), los **túbulos** (por los que va la orina, una vez formada en el glomérulo, hacia el exterior) y los **vasos sanguíneos**. Está compuesto por diferentes células y material "de sostén", pero no debe haber células inflamatorias en condiciones normales.

La **nefritis intersticial** es el término usado para definir una **inflamación** del **intersticio renal**, provocada por depósito de células inflamatorias (células de las defensas: glóbulos blancos) y sus secreciones, que se acumulan en el intersticio en respuesta a un agravio, ya sea infeccioso, tóxico (determinados fármacos, por ejemplo), neoplásico o autoinmune, como ocurre en la sarcoidosis y en otras enfermedades autoinmunes o autoinflamatorias. En la sarcoidosis, es típico que se acumulen estas células formando granulomas.

Los granulomas son, como se comentó en la pregunta 2, acúmulos de determinadas células inflamatorias pero que se concentran de forma esférica.

La frecuencia de aparición de nefritis intersticial en la sarcoidosis oscila entre un **5%** y un **25 %**.

Clínicamente **puede pasar** de forma **desapercibida** y **sólo verse** en la **analítica** de **orina o** de **sangre**. En el caso de provocar una insuficiencia renal, ésta ha de ser muy grave para que de síntomas.

El **diagnóstico** se basa en una **analítica** de **sangre** y **orina** y, cuando hay dudas, en una biopsia renal. En la **orina** objetivaríamos **leucocitos** (glóbulos blancos), **proteínas** y a veces **sangre**, signo todo ello de inflamación y daño de los túbulos renales que están sujetos por el intersticio. En la **sangre** podemos ver **elevación** de **urea** y **creatinina**, determinaciones ambas que nos sirven para valorar la función de los riñones. Estos signos de la sangre y la orina son inespecíficos, quiere decir, que pueden verse en otras patologías y causas, por lo que, en ocasiones, tendremos que recurrir a la biopsia renal para acercarnos mejor al diagnóstico y pautar un tratamiento más dirigido.

La **consecuencia más grave** de la nefritis intersticial es que, si provoca **insuficiencia renal** aguda, ésta se convierta en crónica. Esto ocurre muy raramente (<1% de los casos) y se puede controlar haciendo un diagnóstico y tratamiento precoces, como más adelante se explica.

130. Me han dicho que puedo tener nefrocalcinosis. ¿Qué es eso? ¿Cómo se diagnostica?

Se llama **nefrocalcinosis** al **depósito** de calcio en los riñones, que se visualiza mediante pruebas radiológicas como la ecografía, TAC (escáner) o urografía intravenosa. Es un **diagnóstico** puramente **radiológico** y puede ser causado por muchas enfermedades. Es decir, no es exclusivo de la sarcoidosis. Quiere decir esto que no define a ninguna enfermedad sino tan sólo un signo radiológico que puede verse y deberse a diferentes causas y tratarse de forma diferente según las mismas.

131. ¿Son muy frecuentes los cálculos en los pacientes con sarcoidosis? ¿Qué problemas puede provocar? ¿Se puede hacer algo para prevenirlos?

Los **cálculos** (piedras o litiasis) renales ocurren en el 1-14% de las personas con sarcoidosis. Suelen estar compuestos de **oxalato** de **calcio**, a veces mezclado con **fosfato** de **calcio**. Los cálculos renales pueden ser la primera manifestación de la sarcoidosis, pero estos cálculos de calcio son tan frecuentes en la población general y en otras enfermedades, que sólo se pueden atribuir a la sarcoidosis después de demostrar hipercalcemia y/o hipercalciuria con aumento de vitamina D y niveles bajos o normales de hormona paratiroidea (PTH).

Los **cálculos renales** generalmente se expulsan al orinar, pero a veces pueden quedarse atascados a lo largo de su trayecto, y es lo que se denomina **uropatía obstructiva**. Si eso sucede, las piedras pueden causar dolor que se puede reflejar en la espalda (región lumbar), el costado, en la parte inferior del abdomen o al orinar; el dolor es tipo cólico (va y viene), puede llegar a ser insoportable y puede acompañarse de náuseas y vómitos. También puede verse sangre en la orina, como consecuencia del paso del cálculo que al salir al exterior roza y lesiona la vía urinaria.

Para **prevenir** la aparición o recidiva de **cálculos renales** es importante una **ingesta** suficiente de **líquidos** (con el objetivo de producir 2 litros de orina al día), reducir la ingesta de sal y el **control** de la **hipercalcemia** y/o la **hipercalciuria**.

132. ¿Qué es una glomerulopatía?

La **glomerulopatía** o **glomerulonefritis** es una **afección** del **filtro renal**, conocido como **glomérulo**, que es el encargado de filtrar la sangre y convertirla en orina con el líquido y productos de desecho del organismo. Ocurre por el depósito de células inflamatorias en esos filtros renales, que lo "rompen", impidiéndoles realizar su función de detoxificación y además, permitiendo que pasen a la orina productos que en condiciones normales han de conservarse en la sangre, como son las proteínas, los glóbulos rojos y blancos, moléculas transportadoras de la sangre, etc.

Su diagnóstico se aproxima con una analítica de sangre y orina pero, en la mayoría de los casos, salvo contraindicaciones, se necesita una biopsia renal.

133. ¿Qué es una biopsia renal?

La **biopsia renal** es una **técnica** que consiste en **puncionar** los **riñones** para **extraer** unas **muestras** milimétricas de los mismos. Se realiza por facultativos entrenados, con el paciente tumbado boca abajo con anestesia local y bajo control ecográfico. Las muestras se envían al servicio de anatomía patológica para ser valorada al microscopio por nefropatólogos expertos que, mediante diferentes tinciones, pueden ver las células inflamatorias depositadas en los distintos compartimentos de los riñones (intersticio, glomérulo) y emitir un diagnóstico más certero que la propia analítica de sangre y/u orina.

El riesgo más importante de la biopsia es el sangrado, que puede ocurrir de forma leve en hasta en un 10 % de los casos y de forma más grave en un 1-3 % de los casos, por lo que, en personas con elevado riesgo de sangrado, se ha de valorar riesgo-beneficio.

134. ¿Qué es la insuficiencia renal y qué consecuencias puede tener?

La **insuficiencia renal** es la **incapacidad** de los **riñones** para **realizar** sus **funciones habituales**. Las **principales causas** por las que se puede producir insuficiencia renal en la **sarcoidosis** son las **derivadas** de los **trastornos** del **calcio** (hipercalcemia, hipercalciuria, litiasis renal...), aunque la nefritis intersticial y la uropatía obstructiva (a consecuencia de la presencia de cálculos en las vías urinarias) también pueden provocarla, al igual que las glomerulopatías, pero éstas son extremadamente raras en las sarcoidosis.

La función principal de los riñones es la eliminación de los productos de desecho junto con el líquido que nos sobra del organismo, función que comparte con el sistema digestivo. También fabrica la eritropoyetina encargada a su vez de dar la señal para la fabricación de glóbulos rojos, controla el metabolismo óseo mediante el ajuste en la eliminación del calcio-fósforo-magnesio y la activación de la vitamina D, y tiene un impacto muy importante en el mantenimiento del aparato cardiovascular controlando la presión arterial entre otras misiones.

Las **fases iniciales** de una **insuficiencia renal** suelen ser **asintomáticas** por lo que sólo la podríamos diagnosticar con una analítica de sangre y orina. En **fases** más **avanzadas** o graves, el acúmulo de toxinas urémicas **puede provocar mareo, náuseas, falta** de **apetito, cansancio, debilidad** y **arritmias**. También puede desarrollarse **anemia, acúmulo** de **líquido** e **hipertensión arterial**. Si la insuficiencia renal se cronifica, estas manifestaciones llevarán a **osteoporosis** y **envejecimiento cardiovascular**.

AFECTACIÓN DE GLÁNDULAS EXOCRINAS Y ENDOCRINAS

Agustín Colodro Ruiz
Raquel Ríos Fernández

135. ¿Qué son las glándulas exocrinas y endocrinas?

Las **glándulas** son **órganos** distribuidos en todo el organismo y que están **especializados** en **producir** una serie de **sustancias químicas** que tienen **diferentes funciones** que son **esenciales para** la **vida**.

Las glándulas pueden clasificarse en **glándulas exocrinas**, que son las que liberan su producción en los ojos, boca, resto del tubo digestivo, piel, etc.), y en **glándulas endocrinas**, que **liberan** las **hormonas** a la **sangre** (hormonas tiroideas, insulina, etc.).

Las glándulas son de diferentes tamaños, pueden ser muy pequeñas (incluso menores que una cabeza de alfiler) o de gran tamaño (como las parótidas y el páncreas). Las sustancias químicas que producen las liberan, bien al tubo digestivo, a los ojos o a la piel (por ejemplo, las lágrimas, la saliva, las enzimas digestivas o el sudor), o bien las vierten al torrente sanguíneo (es lo que conocemos como **hormonas**).

Las **glándulas**, tanto exocrinas como endocrinas, pueden afectarse en el curso de la **sarcoidosis**.

136. Tengo mucha sequedad de boca y me han dicho que puede ser por la afectación de las glándulas parótidas. ¿Qué es eso?

Las **glándulas salivales** son glándulas exocrinas que se clasifican en mayores y menores. Las de mayor tamaño son las **glándulas parótidas** (están situadas por delante de las orejas y detrás de la mandíbula). La sarcoidosis puede afectar ocasionalmente a las glándulas salivales provocando inflamación en las mismas y alterando su funcionamiento, es decir, produciendo menos saliva, por este motivo los pacientes con sarcoidosis pueden tener sequedad de boca.

La **neuropatía** de **fibra fina** es otra causa de sequedad de boca y ojos en los pacientes con sarcoidosis.

137. Tengo sequedad de ojos. ¿Puede deberse a la afectación de mis glándulas lagrimales?

Las **glándulas lagrimales**, al igual que las salivales, son glándulas exocrinas que pueden verse afectadas por la **sarcoidosis**, dando lugar a disminución en la producción y/o alteración de la composición de las lágrimas, todo lo cual provoca sequedad de ojos.

La **neuropatía** de **fibra fina** es otra causa de sequedad de boca y ojos en los pacientes con sarcoidosis.

Agustín Colodro Ruiz
Javier de la Hera Fernández

138. Orino y bebo mucho líquido y me han dicho que puede ser debido a una infiltración de mi glándula pituitaria por mi sarcoidosis. ¿Qué es eso?

La **pituitaria** (o **hipófisis**) es una **glándula** del **tamaño** de un **guisante** situada en la **base** del cerebro y que se aloja en el interior de una estructura ósea que la protege denominada silla turca. El hipotálamo es una región cerebral situada encima de la pituitaria a la que controla mediante la producción de diversas hormonas, mientras que la pituitaria a su vez regula la actividad de gran parte de las demás glándulas endocrinas del organismo con la producción de otro grupo de hormonas que actúan sobre éstas.

Entre las **hormonas producidas** en el **hipotálamo** se encuentra la **hormona antidiurética (ADH)** que es transportada y depositada en la pituitaria a través de un conjunto de fibras nerviosas y de aquí es liberada a la sangre. La **hormona antidiurética actúa** a nivel de los **riñones regulando** la **pérdida** de **agua**.

La **sarcoidosis** puede afectar la **base** de **cráneo** (entidad llamada **meningitis granulomatosa**) y **dañar** al **hipotálamo** y a la **pituitaria**, con lo que **deja** de **liberarse** la **hormona antidiurética** a la sangre **provocando** que se **pierda mucha agua** por los riñones. Por este motivo, **los pacientes** con **sarcoidosis** que tiene **infiltración** de la **pituitaria orinan mucho** y, secundariamente, beben mucha agua por la sed que aquello les provoca.

139. ¿Puede afectar la sarcoidosis a mi tiroides? ¿Qué síntomas tendría yo?

Sí, la sarcoidosis puede afectar al tiroides por **dos mecanismos**. Por un lado, mediante la **infiltración** del **hipotálamo** e **hipófisis** (llamado eje hipotálamo-hipofisario, por la entidad que conocemos como meningitis granulomatosa) y, por otro, mediante la **infiltración** directa del **tiroides**:

— En el eje hipotálamo-hipofisario se producen unas hormonas que estimulan al tiroides para producir hormonas tiroideas, si el hipotálamo o la hipófisis están dañados no producirán esas hormonas y no estimularán al tiroides y el paciente tendrá un déficit de hormonas tiroideas, es decir, tendrá hipotiroidismo. Un paciente con hipotiroidismo puede tener **cansancio** y **debilidad, intolerancia** al **frío**, falta de aire con el esfuerzo, pérdida de apetito, aumento de peso, lentitud de pensamiento, sequedad de piel, ronquera, estreñimiento, etc.

— Si la sarcoidosis infiltra el tiroides lo más frecuente es que aumente de forma difusa el tamaño de la glándula tiroidea (lo conocemos como **bocio**) y, rara vez, que produzca un nódulo tiroideo. Rara vez también, puede producir hipotiroidismo.

SARCOIDOSIS Y APARATO REPRODUCTIVO

Agustín Colodro Ruiz
Raquel Ríos Fernández

140. ¿Puede afectar la sarcoidosis al aparato reproductivo femenino? ¿Puede afectar la sarcoidosis a la fertilidad? En caso de embarazo, ¿la sarcoidosis es causa de complicaciones?

La **sarcoidosis rara vez afecta** al **aparato genital femenino**, aunque se han descrito algunos casos de fibromas (tumor fibroso benigno) en el útero o en el ovario.

La sarcoidosis sistémica, si no compromete gravemente al aparato cardiorrespiratorio, **no afecta** la **fertilidad** y **no aumenta** la **incidencia** de **complicaciones** durante la gestación ni en el feto. Al contrario, la sarcoidosis mejora durante el embarazo, posiblemente por el aumento del cortisol libre materno.

141. ¿Puede la sarcoidosis afectar al aparato reproductivo masculino?

Es **rara** la **afectación** por la **sarcoidosis** del **aparato reproductor masculino** y cuando lo hace afecta a los testículos, aumentando de tamaño y pudiendo disminuir la producción de testosterona. Cuando aumenta el tamaño del testículo debe diferenciarse del cáncer testicular y de la tuberculosis. Más raro es que se manifieste como inflamación de repetición (epididimitis recurrente). La sarcoidosis sistémica **no afecta** la **fertilidad masculina**.

VII. COMORBILIDADES

Cristina Borrachero Garro
Nuria Navarrete Navarrete
Isabel Sánchez Berná

142. ¿Qué se entiende por comorbilidad?

La comorbilidad hace referencia a la presencia de **diferentes enfermedades** que **acompañan** a modo de satélite a una **enfermedad protagonista**, aguda o crónica, que es el objeto principal de la atención. La **comorbilidad** puede ser también un **trastorno conductual** o **mental**. Las comorbilidades **pueden ocurrir** al **mismo tiempo** o una **después** de otra y, con frecuencia, modifican el curso y el pronóstico de la enfermedad principal. Es por eso que las comorbilidades cada vez reciben más atención en los pacientes con enfermedades autoinmunes en general y en los pacientes con sarcoidosis en particular.

143. ¿Cuáles son las principales comorbilidades al hablar de sarcoidosis?

Las principales comorbilidades en pacientes con sarcoidosis son **trastornos cardiovasculares** y **pulmonares**, enfermedades **autoinmunes**, **infecciones**, **neoplasias**, depresion y efectos adversos asociados con los tratamientos, especialmente **osteoporosis** en relación al consumo de corticoides.

144. ¿Qué relación hay entre sarcoidosis y enfermedad cardiovascular?

La **enfermedad cardiovascular (ECV)** es una de las **principales causas** de **morbilidad** y **mortalidad** en todo el mundo en la **población general** y la **segunda causa** más frecuente de **muerte** en **pacientes** con **sarcoidosis**.

En la población general, el **tabaquismo**, la **hipertensión**, la **diabetes** y la **hiperlipidemia** aumentan sustancialmente el riesgo de ECV. El efecto de estos factores de riesgo cardiovascular "tradicionales" puede verse amplificado en los pacientes con sarcoidosis, ya que algunos de ellos también están asociados al uso de **inmunosupresores**, especialmente los **corticoides**. Por otra parte, existen pruebas de un mayor riesgo de aterosclerosis en la población con enfermedades inmunomediadas, incluida la sarcoidosis.

Es por lo anteriormente referido que **todos** los **pacientes** con **sarcoidosis**, y especialmente los que reciben tratamiento inmunosupresor, deben someterse a una **evaluación** del **riesgo cardiovascular**, intentando **controlar** los **factores clásicos**: **tabaquismo**, **hipertensión**, **diabetes**, **dislipemia** y **obesidad**, fundamentalmente. Sin embargo, no existen pruebas convincentes que respalden la necesidad de un tratamiento preventivo en este contexto.

145. ¿Son más frecuentes las neoplasias en los pacientes con sarcoidosis?

Aunque es un tema de debate, en los pacientes con sarcoidosis parece existir un mayor riesgo de linfoma no Hodgkin y leucemia.

146. ¿Son más frecuentes las infecciones en pacientes con sarcoidosis?

Las **infecciones**, en **general**, son **más prevalentes** en pacientes con sarcoidosis. En buena parte debido al uso de inmunodepresores.

Las **infecciones pulmonares** son las más estudiadas. Se ha descrito un aumento de la **incidencia** de **neumonía adquirida** en la **comunidad** (la que afecta a cualquier persona) y de **neumonía oportunista** (neumonías que precisan algún defecto en las defensas para desarrollarse), especialmente en pacientes que reciben inmunodepresores. Por otra parte, las lesiones pulmonares destructivas de la sarcoidosis avanzada aumentan la incidencia de **aspergilosis pulmonar** crónica e infección por otros agentes.

Es por eso que son **fundamentales** las **medidas preventivas**, entre ellas las **vacunaciones**, que se comentan en el apartado correspondiente, y el **cribado** y **tratamiento** de la **infección tuberculosa latente** para prevenir la tuberculosis grave.

147. ¿Qué especialistas atienden a los pacientes con sarcoidosis?

El manejo del enfermo con sarcoidosis, en general, es realizado por el **médico experto** en **enfermedades autoinmunes sistémicas**, bien sea el especialista en Medicina Interna o en Reumatología. A su vez, se reúnen de un equipo multidisciplinar según los sistemas y órganos afectados para la realización de las pruebas complementarias necesarias o para abordar en común las diferentes manifestaciones más específicas de la enfermedad. Estos especialistas son principalmente los neumólogos, dermatólogos, neurólogos, cardiólogos, oftalmólogos, gastroenterólogos, radiólogos y patólogos. La coordinación entre estos especialistas proporciona un enfoque integral para el diagnóstico y tratamiento de la sarcoidosis aportando un gran beneficio al paciente.

148. Existen centros o unidades especializadas en el manejo de la sarcoidosis?

Las Unidades de Enfermedades Autoinmunes Sistémicas presentes en los diferentes hospitales son las encargadas del manejo integral de los pacientes con sarcoidosis.

149. ¿Necesito revisiones regulares para vigilar mi sarcoidosis?

Al principio de la enfermedad, cuando comenzamos el tratamiento y hay más actividad de la misma, los controles son más cercanos (tanto como considere el médico responsable). Posteriormente se van espaciando, inicialmente cada 3 meses y más tarde cada 6 meses o incluso anual, según la estabilidad y la evolución de la enfermedad.

150. ¿Cuándo puedo/debo consultar con mi médico por problemas relacionados con mi sarcoidosis?

Los controles periódicos establecidos con cada paciente son los momentos cuando consultar sobre los síntomas relacionados con la enfermedad, sobre el control de los mismos con el tratamiento pautado y sobre la tolerancia de dicho tratamiento por cada paciente. Entre los síntomas que más nos deben alarmar a la hora de consultar a nuestro especialista es la presencia de fiebre, lesiones cutáneas, inflamación articular, alteraciones visuales, dificultad respiratoria y la presencia de algún efecto adverso o síntoma que relacionemos con la medicación. En caso de aparecer nuevos problemas, antes de las citas previstas, la mayoría de las Unidades de Enfermedades Autoinmunes, cuentan con mecanismos de consulta preferente.

IX. ASPECTOS TERAPÉUTICOS

CONSIDERACIONES GENERALES

Norberto Ortego Centeno
José Luis Callejas Rubio
Marta García Morales

151. ¿Todos los pacientes con sarcoidosis precisan tratamiento específico?

No. El **tratamiento** de la **sarcoidosis** debe hacerse **en función** de la **gravedad** de los **síntomas** y el **posible daño** causado sobre los **órganos afectados**, sin olvidar que, aunque en algunas ocasiones se trata de una enfermedad autolimitada, en otras se trata de una enfermedad grave que incluso compromete la vida del paciente.

Algunos pacientes con manifestaciones leves y sin daño orgánico existente o previsible, no precisarán tratamiento inmediato y el médico podrá tomar una actitud expectante.

152. ¿Todas las formas de sarcoidosis reciben el mismo tratamiento?

Aunque la **base** del **tratamiento** de la sarcoidosis, hoy por hoy, siguen siendo los **corticoides**, el tratamiento lo **adaptaremos** a cada pacientes **según** el **órgano afecto**, la gravedad de la enfermedad y sus características personales.

153. ¿Son importantes las medidas no farmacológicas en el tratamiento de la sarcoidosis?

Cada día se le da más importancia a las medidas no farmacológicas, como **dieta** o **ejercicio**, en el control de las enfermedades crónicas. No obstante, en muchos casos no hay evidencias firmes y directas sobre el papel de estos factores en cada enfermedad concreta. Es por ello que con frecuencia se hacen recomendaciones genéricas para todas las enfermedades autoinmunes.

En muchos casos, la intervención sobre estos factores, no se traduce en una modificación del pronóstico de las enfermedades, pero sí en **mejoras** de la **calidad de vida**, lo cual es fundamental en estas enfermedades.

154. ¿Qué papel tiene la dieta en las enfermedades autoinmunes?

La **nutrición** y la **inmunidad** están **estrechamente relacionadas**. Hoy en día se sabe que **gran parte** del **sistema inmunitario** se localiza en el **tracto gastrointestinal**, entre otras cosas porque el sistema inmune debe hacer frente a la enorme carga de sustancias extrañas que llegan al organismo con los alimentos.

Un tema importante es que **no hay súper alimentos** que protejan de las enfermedades autoinmunes. Hay **dietas sanas** y **dietas insanas**.

Las **enfermedades autoinmunes** se asume que se deben a la **interacción** de **factores genéticos** y **ambientales**. Como quiera que los factores genéticos permanecen estables, ese incremento observado en la incidencia de las enfermedades autoinmunes en el mundo occidental, podría deberse fundamentalmente a cambios en los factores ambientales entre los cuales la dieta ocupa un papel fundamental.

En este contexto, se plantea la hipótesis (y se ha demostrado en el laboratorio) que los **aditivos alimentarios industriales** de uso común **anulan** la **función** de **barrera** del **intestino**, aumentando así la permeabilidad intestinal, lo que **provoca** el **paso** de **toxinas**, **antígenos alimentarios** y **bacterias**, que pueden ser capaces de generar autoinmunidad.

Además, el daño intestinal podría producir mala absorción de macro y micronutrientes esenciales fundamentales.

Por otra parte, las **dietas** ricas en **grasas**, también pueden **desregular** la función del **sistema inmunitario**, comportándose en ese sentido como **proinflamatorias**, al **igual** que las **dietas ricas** en **ácidos grasos** de **cadena larga**, presentes en los **alimentos procesados** típicos de la dieta occidental. Además, el consumo elevado de alimentos refinados y la ingesta excesiva de calorías inducen resistencia a la insulina y obesidad, lo que aumenta aún más el riesgo de enfermedades autoinmunes.

Por el contrario, algunas dietas, entre ellas la **dieta mediterránea**, se ha revelado como **protectoras** frente al desarrollo de enfermedades autoinmunes.

En relación a la dieta y las enfermedades inmunomediadas, la **EULAR recomienda**:

- Es **importante** que los **pacientes** con enfermedades autoinmunes **reciban información sobre** los **beneficios** de **mantener** una **dieta sana** y **equilibrada**. Nos recuerda que la OMS recomienda que las personas coman menos alimentos hipercalóricos, especialmente ricos en grasas saturadas o trans y azúcares; comer más frutas, verduras y legumbres, y alimentos de origen vegetal y marino.
- Los pacientes con enfermedades autoinmunes deberían **mantener** un **peso saludable**.
- Las personas con enfermedades autoinmunes y con **sobrepeso** (índice de masa corporal ≥25 kg/m2) u **obesidad** (≥30 kg/m2) deben trabajar con profesionales sanitarios para lograr una pérdida de peso controlada e intencionada mediante una dieta sana y una mayor actividad.
- El consumo de alcohol de las personas con enfermedades autoinmunes debe comentarse con los profesionales sanitarios, sobre todo al inicio de nuevos tratamientos.

155. ¿Qué es la dieta mediterránea? ¿Es beneficiosa en el manejo de las enfermedades autoinmunes?

Según su **definición** más reciente, publicada por la **UNESCO** en **2010**, la **dieta mediterránea** es mucho más que una dieta: es más bien como un conjunto de tradiciones y valores culturales que interpretan la comida como un medio de compartir, de convivencia, destinado a hacer de una nutrición adecuada el pilar de un estilo de vida saludable desde todos los puntos de vista. La **Dieta Mediterránea** se caracteriza por el **consumo frecuente** de **aceite** de **oliva, cereales integrales, frutas** y **verduras** de **temporada**, una **cantidad moderada** de **pescado, productos lácteos** y **carne**, y **muchos condimentos** y **especias, todo** ello **acompañado** de **agua, infusiones** y **vino** en **cantidades moderadas**.

El alto **consumo** de **frutas, verduras** y **cereales integrales**, típico de la **dieta mediterránea**, es **principalmente beneficioso**, debido al **alto contenido** de **fibra**, que puede favorecer el microbioma intestinal.

En todo caso, el **beneficio** de la **dieta** debe considerarse en su **conjunto** y no por la participación de los componentes individuales por separado. Por este motivo, la **tendencia** en la **investigación nutricional** es **centrarse** en los **grupos** de **alimentos** y los **patrones dietéticos**, más que en los nutrientes individuales.

Un **tema controvertido** de la dieta mediterránea es el consumo de **alcohol**. En todo caso no se recomienda en los jóvenes y evitar más de una bebida en las mujeres y más de dos en los hombres.

156. ¿Qué papel tiene el ejercicio físico en el control de la enfermedad?

Cada vez hay más evidencias de que el **ejercicio** es **beneficioso** para la **salud**, incluyendo pero no limitado a los síntomas y la progresión de la enfermedad en el caso de las enfermedades autoinmunes.

En el caso de la sarcoidosis hay varias evidencias que demuestran el **efecto beneficioso** del **ejercicio** sobre diferentes manifestaciones de la enfermedad, especialmente la **fatiga**, así como mejorar la calidad de vida. No obstante, los enfermos de sarcoidosis son muy heterogéneos y no hay un ejercicio que podamos decir: ese es el óptimo. La idea es que **ningún ejercicio es malo**, que hay que hacer un ejercicio adaptado a las posibilidades y también al gusto de cada paciente, y que algo de ejercicio es mejor que nada. El objetivo es conseguir que **el ejercicio**, bien sea en grupo o solitario, **forme parte de la vida de los pacientes**.

157. ¿Puedo vacunarme si tengo sarcoidosis?

Hasta hace unos años, muchos enfermos con enfermedades autoinmunes, alentados incluso por sus médicos, rechazaban las vacunas por el temor a que se produjera una activación de su enfermedad, por una parte, y a que no fueran eficaces para desarrollar defensas, por otra.

Hoy en día, sin embargo, las **vacunas** forman **parte** del **tratamiento** de los pacientes con enfermedades autoinmunes porque, en general, se sabe que los **efectos beneficiosos superan**, con creses, a los posibles **efectos perjudiciales**, ya que las infecciones son más frecuentes y, en ocasiones, más graves, llegando a causar hasta la muerte.

Eso sí, las **vacunas** a **administrar** se harán teniendo en cuenta las características de cada paciente, incluyendo la medicación que está recibiendo.

158. ¿Qué vacunas son recomendables si padezco sarcoidosis?

Gripe estacional. Se administra 1 dosis de vacuna al inicio de la campaña anual de vacunación antigripal. La vacuna deberá ser inactivada y, preferentemente, incluirá los 4 tipos de virus de la gripe (vacuna cuadrivalente/tetravalente).

Neumococo. Hay tres vacunas: 13-valente, 20-valente y 23-valente. La vacunación se hará según las recomendaciones de las agencias sanitarias.

Hepatitis B. Los pacientes que no hayan recibido estas vacunas durante la etapa infantil o que la evaluación serológica indique la ausencia de anticuerpos protectores deberán recibir las vacunas frente a hepatitis B.

Hepatitis A. Ante la ausencia de anticuerpos, medido a través de serología pertinente, estos pacientes deberán recibir las vacunas frente a hepatitis A.

Varicela y triple vírica (sarampión-rubeola-parotiditis). El manejo de estas vacunas en pacientes en tratamiento inmunodepresor deberá realizarse con suma precaución. Se trata de vacunas vivas-atenuadas cuya administración inadecuada podría dar lugar a efectos adversos graves (varicela o sarampión vacunal, neumonía, encefalitis, etc.). Estas vacunas deberán ser administradas de manera exclusiva en ausencia de terapia activa.

Herpes zóster (HZ). Los pacientes con enfermedades autoinmunes, especialmente los que se encuentran en tratamiento con fármacos anti-JAKs (tofacitinib, baricitinib, upadacitinib, ruxolitinib, tienen más facilidad para desarrollar las denominadas culebrinas (infección por herpes zoster). Desde hace algunos años se dispone de una vacuna producida por técnicas de recombinación de ADN (segura para enfermos inmunodeprimidos) que está indicada para personas que tiene un mayor riesgo de HZ a partir de los 18 años de edad y en población general a partir de los 50 años de edad.

Virus del papiloma humano. La Asociación Española de Patología Cervical y Colposcopia refiere que los pacientes en tratamiento inmunosupresor y/o biológico pueden beneficiarse de la vacunación frente al virus del papiloma humano, independientemente de la edad y sexo. De manera especial refiere que las mujeres afectadas de lupus eritematoso sistémico y enfermedad inflamatoria intestinal pueden beneficiarse en mayor medida, aunque no parece haber una mayor incidencia de cáncer de cérvix sí que se ha observado una mayor frecuencia de lesiones escamosas intraepiteliales, incluidas lesiones de alto grado.

Tétanos-difteria. Esta vacuna deberá actualizarse siguiendo las pautas de vacunación del adulto sano. Deberá tenerse en cuenta la administración de inmunoglobulina específica ante una herida de riesgo en estos pacientes, independientemente del estado de vacunación.

COVID-19. La evolución del virus, desde que hizo su aparición en nuestras vidas a finales de 2019, ha sido hacía una alta infectividad y menor gravedad. No obstante, sigue habiendo infecciones graves y se desconoce cuál será la evolución en los próximos años.

La vacuna sigue siendo recomendada. Salvo situaciones particulares, no se recomienda la realización de serología previa ni posterior a la vacunación.

159. ¿Qué fármacos se utilizan en el tratamiento de la sarcoidosis?

Los **corticoides** son los fármacos que los médicos utilizamos con más frecuencia para el control de la sarcoidosis. Pero, afortunadamente, disponemos de otros que, aunque en muchas ocasiones los utilizamos sin que tengan indicación aprobada, la experiencia nos dice que funcionan en determinadas manifestaciones. Entre estos fármacos cabe destacar: los **antipalúdicos, inmunodepresores clásicos**, como metotrexato, azatioprina, micofenolato de mofetilo o leflunomida; **biológicos** como rituximab y anti-TNF; **inhibidores de la JAK-quinasa; inmunoglobulinas intravenosas,** o **antifibróticos** como nintedanib.

160. Estoy recibiendo tratamiento con corticoides. ¿Cuáles son sus principales efectos adversos? ¿Puedo hacer algo para minimizarlos? ¿Hay algún cuidado especial que deba tener?

Los **corticoides** tienen un efecto **antiinflamatorio** y constituyen la **piedra angular** del **tratamiento** de muchos pacientes con **sarcoidosis**. De hecho, son los antiinflamatorios más rápidos y potentes de los que disponemos los médicos y por eso se utilizan en el tratamiento de la sarcoidosis, sobre todo en las formas graves. Aunque sus efectos beneficiosos son indudables, también tienen efectos adversos que es importante conocer para poder minimizarlos. Los más importantes son:

— **Aumentan** las **ganas** de **comer** y favorecen la **ganancia** de **peso**.
— **Aumentan** los **niveles** de **glucosa** en sangre, lo que puede ser especialmente **problemático** en pacientes **diabéticos** y **obesos** o con **sobrepeso**.
— Favorecen la **dislipemia (ascenso** de los niveles de **colesterol** y **triglicéridos)** lo que supone un aumento del riesgo cardiovascular.
— **Retienen sal**, y de forma secundaria agua, a nivel renal, lo que favorece el **ascenso** de la **tensión arterial**.
— Tienen **efectos cardiovasculares negativos**. Como consecuencia de la dislipemia y aumento de la tensión arterial comentada, pero también porque favorecen el desarrollo de alteraciones del ritmo cardiaco (arritmias) y arteriosclerosis precoz.
— Con dosis elevadas y mantenidas en el tiempo, puede aparecer el llamado **aspecto cushingoide** (por similitud con los hallazgos de la enfermedad de

Cushing, que aparece cuando el organismo produce de forma autónoma mucho corticoide). Nos referimos a esa típica **cara** de **luna llena** que se debe al acúmulo de grasa, que también tiende a acumularse en el cuello y la zona de las clavículas (cuello de búfalo), y en el abdomen.

— Por su efecto inmunodepresor, los corticoides, especialmente en dosis elevadas y mantenidas, **favorecen** el **desarrollo** de **infecciones** en general y las producidas por hongos en particular.

— Generan **pérdida** de **masa ósea**, que puede traducirse en una osteopenia u **osteoporosis**, con la consiguiente aparición de **fracturas óseas**.

— El uso prolongado y a dosis altas hace que la **piel** se **atrofie** y **adelgace** y puede dar lugar a la aparición de **estrías cutáneas**, de aspecto vinoso, y que son irreversibles.

— Sobre todo al **comienzo** del **tratamiento** (primeras dos semanas), puede haber efectos sobre el sistema nervioso, que se traduce en **hiperactividad**, **dificultad** de **concentrarse**, sensación de **nerviosismo** e **insomnio**.

Para **minimizar** los **efectos secundarios es importante** seguir los siguientes consejos:

— **Tomarlos** por la mañana, **tras** el **desayuno**.

— Hacer una **dieta sana, sin sal ni grasas, baja** en **calorías**, además de **ejercicio físico adecuado**.

— En caso de desarrollar diabetes, hacer un **control** de la **glucosa** en **sangre**.

— Hacer una **profilaxis** de las **infecciones** más frecuentes. Es conveniente tener completo el **calendario vacunal**.

— Muchos de los efectos adversos tienen que ver con el uso de dosis elevadas y mantenidas, por eso, en los últimos años, se utilizan dosis, sobre todo de mantenimiento, muy inferiores a las que se utilizaban años atrás. En todo caso, **será** el **médico** el que **indique** la **dosis adecuada**. No debemos olvidar la necesidad de utilizar una dosis suficiente. Algunos enfermos pueden sentirse tentados a tomar una dosis inferior a la recomendada por su médico. Es importante tener claro que los efectos negativos de una enfermedad mal controlada serán siempre peores que los posibles efectos adversos de los medicamentos utilizados para su control, incluyendo los corticoides.

— Nuestro organismo necesita los corticoides y los fabrica a diario (en forma de cortisol), sobre todo a primeras horas del día, cuando solemos tener más actividad. En situaciones de amenaza para nuestro organismo, como la cirugía, las infecciones o el estrés, nuestro cuerpo es tan sabio que aumenta la producción de corticoides de forma automática. Lo que sucede, si los tomamos como medicamento, es que nuestro cuerpo puede perder ese automatismo. Es decir, si aportamos los corticoides de forma exógena, como pastillas de prednisona, el organismo lo reconoce e interpreta: "pues si me los dan de fuera no hace falta que los fabrique yo". En ese caso se para la producción de nuestra propia fábrica y se provoca lo que se llama una **insuficiencia suprarrenal**, que no es otra cosa que un frenaje del eje hipotálamo-hipofisario-adrenal (un eje complejo que va del cerebro a las glándulas suprarrenales, encargado de ajustar la producción de corticoides a las necesidades puntuales del organismo), que puede dar lugar a hipotensión grave e incluso shock. Si se desarrolla esa insuficiencia suprarrenal, en caso de que nuestro organismo necesite una dosis extra de corticoides, por una cirugía, por ejemplo, nuestra fábrica no podría reaccionar de forma adecuada y, por ese motivo, en personas que llevan tiempo tomando corticoides, se aumenta la dosis, o se administra una dosis extra, en función del tipo de cirugía (más alta la dosis cuanto más agresiva sea la cirugía), antes y durante el tiempo que el médico considere que persisten esas necesidades elevadas. Esto explica por qué, salvo cuando se utilizan por un breve periodo de tiempo, al retirar los corticoides siempre recomendamos hacerlo de forma progresiva, para dar tiempo a que nuestro organismo se recupere y comience a formar sus propios corticoides

161. ¿Se puede administrar calcio y/o vitamina D en los pacientes con sarcoidosis tratados con corticoides?

Uno de los problemas asociados al uso de corticoides es el desarrollo de osteoporosis y, por tanto, de la posibilidad de que aparezcan fracturas. Es por eso que, a las personas tratadas con **corticoides**, con el fin de disminuir ese posible problema, se les suelen administrar **suplementos** de **calcio** y **vitamina D**. Sin embargo, los **pacientes** con **sarcoidosis** tienen un **riesgo elevado** de **padecer hipercalcemia** e **hipercalciuria** por lo que los **suplementos** de calcio y vitamina D deben hacerse con **precaución** y bajo **estricto control médico**.

162. Estoy recibiendo tratamiento con antipalúdicos. ¿Cuáles son sus principales efectos adversos? ¿Puedo hacer algo para minimizarlos? ¿Hay algún cuidado especial que deba tener?

Los **antipalúdicos** se utilizan en el tratamiento de **algunas manifestaciones** de la **sarcoidosis**. Fundamentalmente la **afectación cutánea** y la **hipercalcemia**. El más utilizado es la hidroxicloroquina. Nombres comerciales: Dolquine®, Duplaxil EFG®, Hidroxicloroquina Aldo-Unión EFG®, Hidroxicloroquina Aristo EFG®, Hidroxicloroquina Ratiopharm EFG®.

Al **inicio** del **tratamiento**, en algún caso, pueden provocar **alteraciones gastrointestinales, náuseas, vómitos, diarreas,** que **suelen ceder, sin** necesidad de **suspenderlos**.

En la **piel**, los antipalúdicos inducen **fotosensibilidad** por acumularse en tejidos ricos en melanina, por lo que pueden producir **hiperpigmentación cutánea**. También pueden pigmentar las encías, producir decoloración de la raíz del pelo y del lecho ungueal, y formar bandas en las uñas. No es raro el **prurito**, y puede aparecer también **alopecia** y **urticaria**, pero de forma mucho más infrecuente.

Los efectos adversos sobre los que se hace más hincapié son los que pueden aparecer a nivel oftálmico, entre ellos la **toxicidad corneal**, que **suele aparecer** al **comienzo** del **tratamiento** y es **reversible**, y la **toxicidad retiniana**, que puede provocar pérdida de visión no recuperable.

Con el fin de **minimizar** los **efectos adversos** se recomienda:

— **Evitar** la **exposición** al **sol** (utilizar protección solar).
— Siempre se hace un **examen oftalmológico basal** y con **carácter** habitualmente **anual** durante el seguimiento. El oftalmólogo podrá utilizar diferentes técnicas, como el examen con lámpara de hendidura, el test de colores, la tomografía óptica de coherencia (OCT) o la electrorretinografía, según considere más oportuno.

En la actualidad, con el tratamiento más habitual (hidroxicloroquina) las complicaciones son rarísimas, especialmente si se ajustan las dosis de forma adecuada. La quinacrina o mepacrina, un antipalúdico no comercializado en España, pero que se puede conseguir como medicamento extranjero, no tiene efectos oftalmológicos.

Es importante destacar que la **hidroxicloroquina** es un **fármaco seguro** durante el **embarazo** y la lactancia.

163. ¿Qué se entiende por fármacos inmunosupresores o inmunodepresores?

Se trata de **fármacos utilizados** para suprimir o, mejor dicho, **deprimir** en cierta medida, el **sistema inmune**. Utilizados inicialmente la mayoría de ellos en el tratamiento del cáncer, pronto empezaron a indicarse, como tratamiento inespecífico, de la mayoría de las patologías autoinmunes sistémicas, aunque, en general, en dosis muy inferiores, lo que se traduce en efectos secundarios más leves, también hablando de forma general.

164. Estoy recibiendo tratamiento con azatioprina. ¿Cuáles son sus principales efectos adversos? ¿Puedo hacer algo para minimizarlos? ¿Hay algún cuidado especial que deba tener?

La **azatioprina (AZA)** es un fármaco con efecto **inmunodepresor** clásico. Nombres comerciales: Imurel®, Immufalk®.

Muchos de los efectos adversos graves que se recogen en el prospecto del fármaco se observan, más frecuentemente, en pacientes trasplantados, en los que se utilizan dosis más elevadas que en la nefritis lúpica y habitualmente asociada a otros fármacos. En **general**, con las **dosis utilizadas** en **enfermedades autoinmunes**, es **de los fármacos más seguros** y **mejor tolerados**. Los principales efectos adversos son:

- **Intolerancia** o **hipersensibilidad**. Son **reacciones** de **causa desconocida** y **no obedecen** a una **sobredosis ni defecto enzimático**. Incluyen: sarpullido, fiebre, náuseas, vómitos, diarrea, dolores musculares y articulares e hipotensión. Aparece en un **porcentaje pequeño** de **pacientes** (aproximadamente un 2%).
- Puede **aumentar** la **presencia** de **infecciones**, tanto virales como bacterianas y por hongos.
- La médula ósea es fundamental a la hora de "fabricar" células de la sangre (glóbulos rojos, glóbulos blancos y plaquetas). El uso terapéutico de azatioprina puede asociarse con cierta **depresión** de esa función de la **médula ósea** (2%). En general, si aparece, es de carácter reversible. Es decir, si se suspende el fármaco la médula se recupera, y es más frecuente con dosis más elevadas. Si se produce la afectación medular, la principal manifestación es la **leucopenia (descenso de glóbulos blancos)**, aunque también es posible la **anemia (descenso de glóbulos rojos)**, **trombocitopenia (descenso de las plaquetas)** o descenso simultaneo de los tres tipos celulares.
- Puede **aumentar**, de **forma discreta**, el **riesgo** de **tumores** (piel y tejido linfático).
- Es importante considerar la **interacción** con **otros fármacos**, especialmente los que tratan la hiperuricemia o gota, como alopurinol (Zyloric®) o febuxostat (Adenuric®).

- Durante el **embarazo**, lo ideal sería no tomar ninguna medicación y en el vademécum se califica como de categoría D, es decir, que puede causar daño fetal si se administra a mujeres embarazadas. No obstante, en caso de que su médico lo considere oportuno, debe saber que es **uno** de los **inmunosupresores más seguros** y utilizados durante el embarazo. En esta situación se recomienda utilizar en dosis inferiores a 2 mg/kg/día.
- En cuanto a la **lactancia**, aunque en el vademécum se recoge que se debe evitar, lo cierto es que la azatioprina es un **inmunosupresor** de **riesgo muy bajo** para el **lactante**, como se recoge en la página https://e-lactancia.org/ (una página estupenda para ver la influencia de los medicamentos en la lactancia) y no es preciso suspenderlo durante la misma.
- **No** se deben utilizar **vacunas** de **virus vivos atenuados** durante el tratamiento con azatioprina.
- La toxicidad de azatioprina depende de la forma en que el organismo de cada uno lo metaboliza, y en ese metabolismo intervienen varias enzimas (proteínas) que en unas personas son más activas y en otras menos. Hoy en día tenemos la opción de saber, al menos en parte, cómo es el metabolismo del fármaco. Por eso es posible que los médicos hagamos una determinación previa de los niveles de tiopurina metiltransferasa (TPMT), o un estudio genético de esa misma enzima y de otra denominada NUDT 15, que son proteínas fundamentales en ese metabolismo. El estudio genético se hace tomando una muestra de células, habitualmente a partir de un frotis bucal. Los resultados permiten ajustar la dosis inicial y contribuyen a prevenir la aparición de toxicidad a nivel de la médula ósea. Aunque se recomienda hacer estas determinaciones, lo cierto es que la mayoría de los casos de toxicidad medular no se relacionan con el estado de estas enzimas. Es por eso que, independientemente de los resultados obtenidos, los médicos seguimos haciendo controles de sangre periódicos.
- Para minimizar el riesgo del cáncer de piel se recomienda evitar la exposición al sol y el uso de filtros solares de protección elevada.

165. Estoy recibiendo tratamiento con metotrexato. ¿Cuáles son sus principales efectos adversos? ¿Puedo hacer algo para minimizarlos? ¿Hay algún cuidado especial que deba tener?

Metotrexato es un **inmunodepresor clásico** que se utiliza con cierta frecuencia en el tratamiento de diferentes manifestaciones de la sarcoidosis.

Son marcas comerciales: Metotrexato oral: Wyeth®, Cipla®, y para la forma subcutánea: Methofill®, Metoject®, Imeth®, Nordimet®, Bertanel®, Quinux®.

La aparición de efectos adversos va a depender, principalmente, de la dosis que utilicemos, de tal forma que a mayor dosis mayor probabilidad de que aparezcan efectos no deseados. Muchos de los efectos adversos graves que se recogen en el prospecto del fármaco se observan más frecuentemente en pacientes en los que se utiliza metotrexato como agente antitumoral cuando se utilizan dosis muy elevadas del fármaco. En general, con las dosis utilizadas en enfermedades autoinmunes, es de los fármacos mejor tolerados. Eso no quiere decir que esté exento, ni mucho menos, de efectos adversos. Para detectarlos de forma precoz se hacen los oportunos controles analíticos.

Para **minimizar** muchos de los **efectos adversos** asociados a la toma de metotrexato, los médicos, habitualmente, recomendamos tomar un comprimido de **ácido fólico** (Acfol®) de 5 mg al día siguiente de la toma de metotrexato. Hay veces que hasta recomendamos 2 comprimidos de ácido fólico repartidos en la semana. En ocasiones se indica ácido folínico (Lederfolin®).

— Al **inicio** del tratamiento puede aparecer una sensación **nauseosa**, incluso **vómitos** junto con **molestias abdominales** y a veces algún afta en la boca.
— También al comenzar el tratamiento puede aparecer cierto **cansancio** junto con algo de cefalea.
— Pueden detectarse **alteraciones** en la **analítica**, sobre todo en forma de **aumento** de **transaminasas**, que en raras ocasiones puede llevar a que se suspenda el fármaco. Se **desaconseja** el consumo de **alcohol** mientras se toma metotrexato.
— Ocasionalmente puede aparecer **disminución** de las **células sanguíneas**.
— Hay un mayor riesgo de desarrollar **cáncer** de **piel** que parece que tiene que ver con la fotosensibilidad que induce el fármaco. Para minimizarlo es bueno evitar la exposición solar prolongada, así como los bronceados en cabinas de luz ultravioleta y utilizar protectores solares.
— Metotrexato se ha **contraindicado** históricamente durante el **embarazo** por el alto riesgo de toxicidad para el embrión, malformaciones y muerte fetal. No obstante, en los últimos años se ha podido comprobar que con las dosis utilizadas en enfermedades autoinmunes ($\leq$ 25 mg/semana) parece que no hay problemas. En todo caso, a la hora de planificar el embarazo, se debe **suspender** la medicación **1 mes antes** en la mujer. En el varón dado que no existen pruebas concluyentes de efectos fetales adversos relacionados con el uso paterno, lo recomendable es una valoración individual por parte de los médicos responsables.

— Metotrexato está totalmente **contraindicado** durante la **lactancia**.
— **No** se deben utilizar **vacunas** de **virus vivos atenuados** durante el tratamiento con metotrexato.

166. Estoy recibiendo tratamiento con leflunomida. ¿Cuáles son sus principales efectos adversos? ¿Puedo hacer algo para minimizarlos? ¿Hay algún cuidado especial que deba tener?

Leflunomida es un **inmunodepresor clásico**, de **uso limitado** en pacientes con **sarcoidosis**. Marcas comerciales: Arava®, Lefluartil EFG®, Leflunomida Cinfa EFG®, Leflunomida Medac EFG®, Leflunomida Mylan EFG®, Leflunomida Normon EFG®, Leflunomida Ratiopharm EFG®, Leflunomida Stada EFG®, LeflunomidaTilomed EFG®.

En general se trata de un fármaco seguro y bien tolerado. Los principales efectos adversos son:

— Al **inicio** del tratamiento en una minoría de pacientes puede aparecer una sensación **nauseosa**, incluso vómitos junto con molestias abdominales.
— Pueden aparecer **alteraciones** en la **analítica hepática**.
— A veces se observa **descenso** de las **células sanguíneas**.
— Puede aumentar discretamente el riesgo de **cáncer** de **piel**. Para minimizarlo se recomienda utilizar **fotoprotección**.
— **No** se deben utilizar **vacunas** de **virus vivos atenuados** durante el tratamiento con azatioprina.
— En el caso de deseo de **embarazo**, se ha recomendado **suspender** la leflunomida 2 años antes. No obstante, estudios recientes no sugieren una toxicidad embriofetal asociada al fármaco. En el caso de los varones la información disponible es escasa, sin que haya evidencias de toxicidad. En caso de deseo de embarazo, se recomienda consultar con el médico.
— La **lactancia** está **contraindicada** mientras se toma el fármaco.

167. Estoy recibiendo tratamiento con ácido micofenólico o micofenolato mofetilo. ¿Cuáles son sus principales efectos adversos? ¿Puedo hacer algo para minimizarlos? ¿Hay algún cuidado especial que deba tener?

Micofenolato de mofetilo es un **profármaco**, lo que quiere decir que **en nuestro** organismo se **convierte** en **otro compuesto**, el **ácido micofenólico**, que es el que ejerce el efecto inmunosupresor, al actuar sobre linfocitos T y B. Nombres comerciales:

micofenolato de mofetilo: Cellcept®, Myfenax EFG ®, Micofenolato de mofetilo Cinfa EFG®, Micofenolato de mofetilo Sandoz EFG®, Micofenolato de mofetilo Tecnigen EFG ®, Micofenolato de mofetilo STADA EFG ®, Micofenolato de mofetilo Normon EFG ®, Micofenolato de mofetilo Accord EFG ®, Micofenolato de mofetilo Aristo EFG ®, Micofenolato de mofetilo Aurovitas EFG ®, Micofenolato de mofetilo Genesis EFG ®, Micofenolato de mofetilo Kern Pharma EFG®, Micofenolato de mofetilo Tillomed EFG ®; micofenolato sódico: Myfortic®, Ceptava EFG ®.

Los **efectos adversos** son muy **variados**:

— En algunos casos produce **alteraciones digestivas**: diarrea, sobre todo, o estreñimiento. Dolor abdominal.
— Puede provocar **síntomas urinarios** como urgencia miccional que tiende a desaparecer con el tiempo.
— **Aumenta** el **riesgo** de **infecciones**.
— En relación a los órganos reproductores, el uso de micofenolato de mofetilo se acompaña de un **elevado riesgo** de **malformaciones** y **abortos espontáneos**.
— Por sus **efectos** sobre la **médula ósea** se pueden producir alteraciones sanguíneas: anemia, leucopenia, descenso de plaquetas.
— **Incremento** discreto del **riesgo** de **tumores**: cutáneos y linfoma.
— A nivel neurológico incrementa levemente el riesgo de padecer **leucoencefalopatía multifocal progresiva**. Una infección del sistema nervioso central muy rara.

Para evitar o minimizar los efectos adversos se recomienda:

— **Repartir** la **dosis** en **varias tomas** minimiza los efectos digestivos.
— La **formulación sódica (micofenolato sódico)** tiene como ventaja, frente a micofenolato de mofetilo, **mejorar** la **tolerancia digestiva** en algunos enfermos, siendo ese el principal motivo del cambio de un preparado a otro en la práctica diaria. Es decir, a algunos enfermos que toleran regular el micofenolato de mofetilo, sobre todo por problemas digestivos, les cambiamos a micofenolato sódico y, en algunos casos, se consigue que toleren el fármaco.
— Para minimizar el riesgo de infecciones, se debe revisar y completar el **calendario vacunal**, preferentemente antes de iniciar el tratamiento.

Micofenolato de mofetilo está **contraindicado** durante el **embarazo**. Antes de comenzar a tomar el fármaco se recomienda descartar esa posibilidad realizando dos pruebas analíticas (sangre u orina) separadas entre sí por un plazo de 8-10 días. Además, se debe usar un método de control de natalidad durante el tratamiento, y durante 6 semanas después de dejar de tomar micofenolato. Algunas veces se puede sustituir por azatioprina, fármaco que se considera seguro durante el embarazo. En caso de los varones, datos recientes, no encuentran toxicidad embriofetal en los niños nacidos de padres expuestos al fármaco. Se debe consultar con el medico responsable..

Micofenolato de mofetilo se puede utilizar mientras se toman anticonceptivos. Se han hecho estudios para ver si el efecto de los anticonceptivos se ve alterado y no ocurre así.

No es **recomendable** la **lactancia** mientras se toma el fármaco.

Deben **evitarse** las **vacunas** con **virus vivos atenuados**.

168. ¿Qué se entiende por fármacos biológicos?

Los medicamentos **biológicos** son **medicamentos complejos compuestos** por **moléculas** de **gran tamaño** que, a diferencia de los medicamentos químicos convencionales, **se obtienen** a partir de **organismos vivos** como bacterias, levaduras o células de mamíferos.

A diferencia de los inmunodepresores clásicos, que actúan de una forma indiscriminada contra varios componentes del sistema inmune, los biológicos **actúan** de **forma selectiva** contra **una molécula** o su **receptor**, consiguiendo, de esa manera, frenar su actividad.

Cuando la patente del medicamento de referencia ha expirado, otros laboratorios pueden fabricarlo. Esto es lo que se conoce como **medicamentos biosimilares**, los cuales son equivalentes en calidad, eficacia y seguridad al medicamento biológico de referencia, pero no son idénticos.

169. Estoy recibiendo tratamiento con rituximab. ¿Cuáles son sus principales efectos adversos? ¿Puedo hacer algo para minimizarlos? ¿Hay algún cuidado especial que deba tener?

El rituximab es un **fármaco** de los denominados **biológicos**. En concreto, se trata de un anticuerpo monoclonal artificial: una inmunoglobulina (tipo IgG) que bloquea un receptor de los linfocitos B, por lo que disminuyen su nivel en sangre y ayuda en este caso al tratamiento del lupus.

Es un fármaco de uso hospitalario que solo se utiliza en contadas ocasiones en pacientes con sarcoidosis.

Los **efectos adversos** son de dos tipos: **infusionales** y a **largo plazo**.

En el momento de la **infusión** pueden aparecer: fiebre, escalofríos, erupción cutánea, prurito, cefalea, alteraciones del ritmo cardíaco o reacciones alérgicas. Entre los efectos a **largo plazo** destacar:

> — Riesgo de **infecciones**. Es de especial importancia la activación de una posible hepatitis B que esté silente. El desarrollo de una leucoencefalopatía multifocal progresiva es muy poco frecuente.

Para **minimizar** los **efectos adversos** relacionados con la infusión, normalmente se pauta premedicación y, si es preciso, se ajusta el ritmo de administración.

En cuanto los efectos a largo plazo, es fundamental detectar una posible infección por el **virus** de la **hepatitis B** antes de iniciar el tratamiento, así como **completar** el **calendario vacunal**. Si se fuera portador del virus de la hepatitis B y fuera necesario el tratamiento con rituximab, se añadiría un antiviral para impedir que el virus B se reactive.

No tiene efecto sobre órganos reproductores. Sin embargo, dado que traspasa la placenta, **no** se **recomienda** la administración a mujeres **embarazadas** y se recomienda mantener **anticoncepción** hasta 6 meses tras finalizar el tratamiento.

Los anticuerpos monoclonales tienen un tamaño muy grande, lo que hace que no pasen a la leche materna o lo hagan en cantidades mínimas. De esta forma, autores expertos consideran **seguro** o muy probablemente seguro el uso de anticuerpos monoclonales durante la **lactancia**. Según información del portal e-lactancia, **rituximab** se considera un **fármaco seguro** y compatible con la lactancia, con un mínimo riesgo para la lactancia y el lactante. En todo caso, si se considera necesario el uso de rituximab durante la **lactancia**, este será un tema que deba tratarse con el médico responsable de la enferma.

Respecto a las **vacunas**, como este fármaco reduce la formación de anticuerpos, lo ideal sería, **terminar todas** las **vacunas** por lo menos **2 semanas antes** de iniciar el tratamiento y **no poner** ninguna **vacuna antes de 6 meses de terminado**.

170. Estoy recibiendo tratamiento con anti-TNF. ¿Cuáles son sus principales efectos adversos? ¿Puedo hacer algo para minimizarlos? ¿Hay algún cuidado especial que deba tener?

Se trata de **fármacos** de los denominados **biológicos**, que actúan bloqueando la actuación de TNFα, una molécula cuyos niveles se encuentran elevados en multitud de enfermedades inflamatorias inmunomediadas, entre ellas la sarcoidosis.

Los fármacos de este grupo más utilizados en el tratamiento de diferentes manifestaciones de la sarcoidosis son infliximab, que se utiliza por vía intravenosa y que es un biológico quimérico, y adalimumab, que se utiliza por vía subcutánea y es un biológico humanizado. Los efectos adversos asociados con los inhibidores del factor de necrosis tumoral alfa (TNFα), son varios:

— Pueden aparecer, en raras ocasiones, reacciones de hipersensibilidad.
— Aumentan el **riesgo** de **infecciones**. Es importante valorar la posibilidad de una **tuberculosis** latente o asintomática antes de comenzar el tratamiento, para hacer el oportuno tratamiento. Además, antes de empezar el tratamiento con fármacos biológicos se recomienda **completar** el **calendario vacunal**.
— Pueden dar lugar a la formación de **anticuerpos** contra el **fármaco**. En ocasiones son neutralizantes, es decir, que hacen que el fármaco pierda eficacia. Afortunadamente estos anticuerpos se pueden medir y actuar en consecuencia.
— En ocasiones, los fármacos biológicos pueden dar lugar a la **formación** de los denominados **autoanticuerpos**, aunque raramente son causa de enfermedad y, a veces dan lugar al desarrollo de algunas enfermedades para las que, paradójicamente, en ocasiones se utiliza el fármaco.

El posible **desarrollo** de **tumores** con el uso de estos fármacos es muy debatido. Se han relacionado, sobre todo, con linfomas y cánceres de piel. El riesgo sería muy pequeño y siempre lo valorará el médico responsable.

Durante el **embarazo** lo mejor es no tomar ningún medicamento. No obstante, **si es preciso**, se **puede utilizar anti-TNF**. Tanto infliximab como adalimumab se considera que tienen un riesgo bajo-moderado cuando se utilizan durante el embarazo (no más riesgo de infecciones ni de defectos congénitos o prematuridad que los grupos control).

Tanto **infliximab** como **adalimumab pueden utilizarse** durante la **lactancia**.

171. ¿Qué se entiende por pequeñas moléculas?

Forman parte de los fármacos que se han ido incorporando en los últimos años al tratamiento de las enfermedades inflamatorias inmunomediadas. A diferencia de los biológicos, **tienen** un **tamaño pequeño** y se pueden administrar por **vía oral**.

172. Estoy recibiendo tratamiento con inhibidores de la JAK quinasa. ¿Cuáles son sus principales efectos adversos? ¿Puedo hacer algo para minimizarlos? ¿Hay algún cuidado especial que deba tener?

Los inhibidores de la JAK quinasa, se conocen también como inhibidores de la cinasa JAK o jakinibs. A diferencia de los biológicos son de pequeño tamaño y de administración oral. Ejercen su acción en el interior de las células bloqueando la actuación de varias moléculas proinflamatorias. En el caso de la **sarcoidosis** se han utilizado, fundamentalmente, **tofacitinib** y **baricitinib**.

Como todos los fármacos, su administración puede acompañarse de diferentes **efectos adversos**. Entre ellos:

— **Susceptibilidad** a **infecciones**. Entre ellas el desarrollo de **herpes zoster**. Se recomienda la vacunación contra este virus en las personas que reciben este tipo de fármacos.
— En los pacientes tratados con estos fármacos se ha descrito un **incremento** significativo de los **eventos cardiovasculares** respecto a los esperados para su edad. El médico tendrá en cuenta esta situación antes de su prescripción. Además, puede observarse aumento del colesterol.
— Se ha observado un **incremento** del **riesgo** de **trombosis** de vasos venosos y arteriales.
— Al inicio del tratamiento pueden aparecer **náuseas** y **vómitos**.

Esta familia de fármacos, por lo general **no se recomienda** durante el **embarazo** aunque, según publicaciones recientes, podrían ser seguros.

Se **desaconseja** su uso durante la **lactancia**, aunque hay poca evidencia científica para este recomendación.

173. Estoy recibiendo tratamiento con inmunoglobulinas. ¿Cuáles son sus principales efectos adversos? ¿Puedo hacer algo para minimizarlos? ¿Hay algún cuidado especial que deba tener?

Las inmunoglobulinas intravenosas IGIV) son un grupo de anticuerpos extraídos de miles de donantes sanos. El sistema inmunitario de personas sanas produce las inmunoglobulinas con el propósito de combatir las infecciones y el uso principal en la clínica es el tratamiento de diferentes formas de inmunodeficiencias. No obstante, son útiles en el tratamiento de diferentes enfermedades autoinmunes. En el caso de la **sarcoidosis** se han mostrado útiles en el tratamiento de la **neuropatía** de **fibra fina**. Se administran por vía intravenosa en el hospital.

En general, si se administran con cuidado, se toleran bien. Los efectos secundarios menores incluyen **fiebre**, **escalofríos**, **enrojecimiento**, **náuseas** y **dolores** de **cabeza**, sobre todo si se pasan muy deprisa. En raras ocasiones, pueden causar irritación de las meninges, reacciones alérgicas graves, y desarrollo de trombosis (coágulos sanguíneos).

174. He oído hablar de pirfenidona y nintedanib. ¿Qué son los fármacos antifibróticos? ¿Qué utilidad tienen en la sarcoidosis?

En un pequeño porcentaje de pacientes, la sarcoidosis puede evolucionar a una fibrosis pulmonar con graves implicaciones desde el punto de vista clínico. Hasta hace poco, los únicos tratamientos disponibles eran los corticoides y los ahorradores de corticoides. En los últimos años dos antifibróticos: pirefenidona, y especialmente nintedanib, han demostrado actuar enlenteciendo el deterioro de la función pulmonar en pacientes con diferentes formas de fibrosis pulmonar, entre ellas la asociada a sarcoidosis. Es por eso que, en casos indicados, el médico puede plantear el tratamiento con alguno de estos fármacos que, en general, son bien tolerados.

175. He oído hablar del efzofitimod, ¿de qué fármaco se trata? ¿Tiene utilidad en el tratamiento de la sarcoidosis?

Efzofitimod (ATYR1923) es un **nuevo inmunomodulador**, que reduce la respuesta inmunitaria mediante la modulación selectiva de la neuropilina-2 (NRP2), una molécula que se encuentra elevada en los granulomas de los pacientes con sarcoidosis. En los ensayos realizados en **pacientes** con **sarcoidosis** y **enfermedad pulmonar sintomática** crónica se observó que el tratamiento con efzofitimod se asociaba a una **mejora** de la **calidad** de **vida** con una tendencia a la **reducción** del **uso** de **glucocorticoides** y a una **mejora** de la **función pulmonar**. Habrá que estar atentos a los resultados de los estudios en marcha.

TRATAMIENTO DE LA AFECTACIÓN PULMONAR

Nuria Navarrete Navarrete
Marta García Morales

176. ¿Todos los pacientes con afectación pulmonar deben recibir tratamiento?

No, la **mayoría** de los pacientes con sarcoidosis pulmonar asintomática en estadio I a III o sarcoidosis nodular tienen un **bajo riesgo** de **progresión** de la enfermedad y **no requieren tratamiento**. En ausencia de síntomas, solo se requiere seguimiento mediante pruebas de función pulmonar, espirometría y capacidad de difusión del monóxido de carbono (DLCO) y radiografía de tórax.

En otros casos la enfermedad pulmonar es progresiva e incluso puede ser grave. En definitiva, el tratamiento de la sarcoidosis pulmonar debe plantearse de forma individual en cada caso.

177. ¿Qué pacientes son subsidiarios de recibir tratamiento?

Está indicado **tratar** a los **pacientes** con **síntomas** pulmonares y a los pacientes que, aunque no presentan síntomas o sean leves, tienen enfermedad pulmonar **estadio IV**. También se ofrece tratamiento a los pacientes con pocos síntomas o incluso sin síntomas que presentan **progresión radiológica** o **empeoramiento** en las **pruebas** de **función pulmonar**.

178. Si mi afectación pulmonar precisa tratamiento, ¿cuáles son los objetivos del tratamiento?

Los **objetivos** del tratamiento son **controlar** los **síntomas**, **evitar** la **progresión** de la **enfermedad** y **prevenir** el desarrollo de **daño irreversible**. Al mismo tiempo, es fundamental intentar **reducir** al máximo los **efectos adversos** de los tratamientos y su interferencia sobre otras enfermedades que puede presentar el paciente.

179. ¿Cuáles son los tratamientos de elección en la sarcoidosis pulmonar?

El **tratamiento principal** de la sarcoidosis pulmonar son los **corticoides** orales, principalmente **prednisona**, siempre a la dosis más baja posible. A veces se puede asociar tratamiento con corticoides inhalado para controlar algunos síntomas (tos seca persistente, sibilancias).

Cuando el tratamiento va a ser prolongado, o si se requieren dosis altas para mantener la enfermedad controlada, pueden indicarse otro tipo de fármacos inmunodepresores, por ejemplo metotrexato, que permiten ahorrar la cantidad de corticoides a administrar.

En ocasiones puede ser necesario administrar tratamiento con fármacos biológicos si los anteriores no son eficaces.

180. ¿Cómo valorarán mi respuesta al tratamiento?

La respuesta al tratamiento se valora desde distintos puntos de vista. Es muy importante conocer cómo se encuentra el paciente y si los síntomas que presentaba, por ejemplo tos o ahogo, han mejorado o incluso desaparecido. Puede requerirse control con pruebas de imagen, por ejemplo radiografía pulmonar, TAC o PET-TAC, según los casos y a criterio del médico especialista, así como pruebas de función respiratoria. Una **respuesta favorable** al tratamiento consiste en la **disminución** de los **síntomas**, junto con la **reducción** o **eliminación** de las **alteraciones radiográficas** y **mejoría** de las **pruebas** de **función respiratoria**.

La estabilización de las anomalías radiográficas y de la función pulmonar durante períodos prolongados de tiempo (de tres a seis meses), en pacientes que previamente presentaban deterioro pulmonar progresivo, también debe considerarse una respuesta positiva al tratamiento.

181. ¿Qué papel tiene la rehabilitación pulmonar en la sarcoidosis?

La **rehabilitación pulmonar mejora** la **capacidad** de **ejercicio**, los **síntomas** y la **calidad** de **vida** en **pacientes** con **enfermedades respiratorias crónicas**. Algunos estudios han analizado diferentes formas de rehabilitación pulmonar en pacientes con sarcoidosis: ejercicio multicomponente, entrenamiento muscular inspiratorio, programas de incentivación de la actividad física o telerehabilitación, entre otros. Según una revisión sistemática de diferentes programas de rehabilitación pulmonar en pacientes con sarcoidosis, en

general, los **diferentes programas consiguen mejorar** la **capacidad** de **ejercicio** y la **sensación** de **disnea**. Sin embargo, también en general, la fatiga, la calidad de vida y la función pulmonar no se modifican. En todo caso se trata de una intervención muy recomendable según las posibilidades de cada centro.

182. ¿Hay algún lugar para el trasplante pulmonar en los pacientes con sarcoidosis?

La opción del trasplante pulmonar existe para pacientes con sarcoidosis en estadios avanzados y empeoramiento progresivo que no responden a los tratamientos médicos comentados. Se hace en los mismos centros hospitalarios en los que se trasplantan a pacientes que lo precisan con otras patologías.

TRATAMIENTO DE LAS ADENOPATÍAS

Nuria Navarrete Navarrete

183. Tengo ganglios a causa de mi sarcoidosis. ¿Hay que tratarlos? ¿De qué manera se tratan las adenopatías de la sarcoidosis?

Las **adenopatías** (ganglios) en la sarcoidosis **pueden beneficiarse** de **tratamiento** con **corticoides** si se **asocian** con **actividad clínica** y **producen síntomas**. Las pruebas de imagen y las analíticas ayudarán a dilucidar la trascendencia clínica de las adenopatías. Por ejemplo, el llamado síndrome de Löfgren, que cursa con ganglios en hilios pulmonares además de fiebre y eritema nudoso o artritis, puede tratarse con antiinflamatorios orales.

Con frecuencia las adenopatías se dan en ausencia de otros síntomas y no se corresponden con actividad de la enfermedad, por lo que se puede proponer por parte del especialista no indicar tratamiento y mantener vigilancia estrecha.

TRATAMIENTO DE LA AFECTACIÓN CUTÁNEA

Nuria Navarrete Navarrete
Gracia Cruz Caparrós
Isabel Sánchez Berná

184. ¿Todos los pacientes con afectación de la piel deben recibir tratamiento?

La afectación cutánea es frecuente y puede cursar con una amplia variedad de manifestaciones clínicas, sin embargo el tratamiento de la sarcoidosis cutánea **no siempre** es **necesario**.

185. ¿Cuándo se suele indicar tratamiento de la sarcoidosis cutánea?

Está indicado el tratamiento de la sarcoidosis cutánea cuando las **lesiones** son **sintomáticas**, **ulcerativas**, **producen desfiguración** o son **progresivas**.

186. ¿Qué tratamientos se suelen utilizar en pacientes con sarcoidosis cutánea?

Las opciones terapéuticas aceptadas incluyen diversas **terapias locales** y **sistémicas**. Los **corticoides** son el tratamiento de inicio. Se prefiere el tratamiento oral temprano para los pacientes con afectación extensa o que tienen una evolución tórpida que produce desfiguración facial. En casos de enfermedad más localizada pueden emplearse de forma local, ya sea tópica o con inyecciones dentro de la lesión.

Hay distintos tipos de corticoides que se clasifican según su potencia y estarán indicados unos u otros dependiendo del tipo de lesión y a criterio del especialista. Además se pueden emplear la **hidroxicloroquina** y también los **inmunosupresores orales** o locales cuando se precisen altas dosis de corticoides o durante un tiempo prolongado.

187. ¿Qué formas hay de administrar los corticoides? ¿Qué es la administración intralesional de los corticoides? ¿Es lo mismo la aplicación intralesional que la aplicación tópica?

La selección del tipo de administración depende de la extensión y la gravedad de la enfermedad. En la afectación cutánea, los corticoides se pueden emplear por **vía oral**, **tópica** o **intralesional**. Para la enfermedad localizada (por ejemplo afectación parcial de una o dos áreas del cuerpo o unas pocas lesiones pequeñas en múltiples áreas del cuerpo) se puede usar el tratamiento tópico o el intralesional. No se ha comparado la eficacia del tratamiento tópico e intralesional con corticoides, si bien el tratamiento intralesional suele ser más eficaz (especialmente en el lupus pernio y otras lesiones gruesas o nodulares). La inyección intralesional de corticoides consiste en la administración directa en la dermis de altas concentraciones del tratamiento, pero puede ser dolorosa y difícil de tolerar para algunos pacientes. El tratamiento se repite cada varias semanas hasta la resolución de la lesión, siempre que se aprecie mejoría clínica.

Los corticoides tópicos se aplican en la piel sobre la lesión, son seguros y fáciles de usar y no producen dolor con la administración. Una desventaja de este tipo de tratamiento puede ser que tienen menos capacidad para penetrar en la dermis en comparación con las inyecciones intralesionales.

188. ¿Son iguales todos los corticoides aplicados de forma local? ¿Los tratamientos utilizados de forma local tienen los mismos efectos adversos que los utilizados de forma general?

Todos los **corticoides** aplicados de forma local **no son iguales**. Los hay más y menos potentes y el especialista elegirá el más adecuado en función del tipo de lesión y el lugar del cuerpo en el que asiente.

Los **efectos adversos** de los corticoides aplicados de forma local **no son los mismos que cuando se toman por vía oral**. Por otra parte, los corticoides aplicados de forma local tienen algunos efectos adversos propios como puede ser la atrofia cutánea, la hipopigmentación, la púrpura (lesiones rojizas o violáceas de pequeño tamaño <4 mm) y el acné. Todos ellos pueden aparecer con el uso prolongado de corticoides tópicos, o incluso con el uso a corto plazo, cuando se usan corticoides potentes. La absorción de corticoides tópicos a través de la piel rara vez es lo suficientemente alta como para suprimir el eje hipotálamo-hipófisis-suprarrenal, excepto cuando se aplican agentes de alta potencia sobre grandes áreas de la piel.

Se pueden emplear **inhibidores** tópicos de la **calcineurina** como método para reducir el uso de corticoides en pacientes que requieren un uso prolongado o frecuente para mantener la remisión.

189. ¿Hay opciones de tratamientos para los enfermos con mala respuesta a los tratamientos habituales?

Los pacientes que no responden a los tratamientos iniciales pueden beneficiarse de **otros tratamientos**. Los pacientes con respuestas inadecuadas de enfermedad localizada a la terapia tópica o intralesional con corticoides son candidatos a tratamiento con fármacos sistémicos (vía oral) como **antipalúdicos, inmunodepresores** (por ejemplo metotrexato) o tetraciclinas. Recientemente se han comunicado buenos resultados con inhibidores de la JAK quinasa tipo baricitinib y tofacitinib. Además, la terapia tópica o intralesional con corticoides se puede utilizar como asociación en pacientes que solo logran respuestas parciales a la terapia sistémica.

TRATAMIENTO DE LA AFECTACIÓN OFTALMOLÓGICA

Enrique de Ramón Garrido
Cristina Borrachero Garro
José Luis Callejas Rubio

190. ¿Todos los pacientes con afectación ocular deben recibir tratamiento?

Cualquier parte del ojo y sus alrededores puede verse afectada en la sarcoidosis, pero la uveítis y los problemas del nervio óptico son los más importantes y que requieren tratamiento general del paciente. Aunque la complicación más frecuente de los ojos en la sarcoidosis suele ser la afectación de las glándulas lagrimales, este y otros problemas no suponen la necesidad de tratamiento, por lo que su manejo no suele ser difícil y los glucocorticoides por boca pueden mejorar la situación del paciente que se presente con síntomas. En general, en la sarcoidosis de cualquier órgano o sistema, en este caso el ojo, si no hay síntomas (dolor, disminución de visión), no se necesita ningún tratamiento.

Pero la complicación más importante, en términos de amenaza para la visión en la sarcoidosis, son las diferentes formas de uveítis y, como se ha comentado, la afectación del nervio óptico. Su tratamiento debe basarse en las preferencias del paciente, la localización de la lesión y la recomendación del oftalmólogo. En principio, una vez que se ha descartado la presencia de una infección, un cáncer o el efecto de alguna mediación, como responsables del problema, la causa de una uveítis es una cuestión menor a la hora de decidir qué tipo de tratamiento emplear y es su localización lo que debe guiarnos. Es también muy importante contar con la colaboración de un experto en sarcoidosis y/o inmunosupresión que ayude en el control de la situación, tanto para el diagnóstico como para decidir sobre el tratamiento. En cualquier caso, todos los pacientes con sarcoidosis ocular, especialmente con alguna forma de uveítis o lesión del nervio óptico, deben recibir algún tratamiento.

191. ¿Qué pacientes son subsidiarios de recibir tratamiento?

Los pacientes con uveítis en relación con la sarcoidosis se tratan según la localización de la lesión. Los pacientes con uveítis anterior pueden requerir solo tratamientos locales oculares, pero las formas intermedias y posteriores de uveítis necesitan tratamientos más potentes para disminuir la inflamación. Es importante, como en otras localizaciones de la sarcoidosis, distinguir entre su fase inicial, inflamatoria, que puede controlarse con medicamentos, y la fase final, en la que la lesión ya está establecida como "cicatricial", como daño definitivo del órgano, en la que esos tratamientos no tienen utilidad.

En el caso de la afectación del nervio óptico, todos los pacientes deben recibir tratamiento, en relación con la gravedad y amenaza que supone para la visión esta complicación de la sarcoidosis.

192. Si mi afectación oftalmológica precisa tratamiento, ¿cuáles son los objetivos del tratamiento?

En general, los objetivos del tratamiento en la sarcoidosis son la disminución de la morbilidad y mortalidad y la mejora de la calidad de vida relacionada con la salud (especialmente los aspectos físicos y mentales) de los pacientes. Como en otras enfermedades, los aspectos económicos, laborales y sociales son también importantes.

En la sarcoidosis ocular, la morbilidad principal es la disminución o pérdida de la agudeza visual, pero el tiempo hasta la presentación de un nuevo brote de actividad, la reducción de la dosis de glucocorticoides (≤7.5mg/día/equivalente de prednisona) y el control de otros efectos adversos de la medicación utilizada (p.ej. infecciones), también se consideran objetivos de valoración del tratamiento.

193. ¿Cuáles son los tratamientos de elección en la sarcoidosis ocular?

Si se concluye que existe una situación de inflamación activa, en las uveítis anteriores, sobre todos las formas agudas, puede ser suficiente el empleo de glucocorticoides tópicos (no pasan de la cámara anterior), en forma de colirio, tales como el acetato de prednisolona o el difluprednato, que es más potente y tiene mayor penetración en la zona más posterior del ojo. Debe vigilarse este tratamiento que tiene un alto riesgo de desarrollar catarata (sucede prácticamente siempre) y glaucoma. Se dispone también de glucocorticoides para su inyección o introducción intraocular (periocular, intravítreo, supracoroideo) y para las formas intermedias, posteriores y las panuveítis, se hace necesario alguna de estas formas de aplicación local de glucocorticoides oculares, cuyo efecto puede mantenerse hasta los dos años y medio. También se utilizan los glucocorticoides por boca o sistémicos, pero la idea es no prolongar en exceso este tratamiento a dosis superiores a un equivalente de los 7,5 mg/día de prednisona. Otra alternativa para estas formas más graves de uveítis son los medicamentos inmunodepresores que pretenden, sobre todo, un "ahorro" de glucocorticoides; el metotrexato subcutáneo, a dosis de 20-25 mg/semanales suele ser bastante bien tolerado. Otras opciones serían, la azatioprina, el micofenolato de mofetilo y los antagonistas de la calcineurina, ciclosporina, tacrolimus y, en menor medida, voclosporina, que se han planteado también en inyección ocular. No suele utilizarse la ciclofosfamida y el clorambucil. Actualmente, algunos expertos se inclinan por el empleo de fármacos biológicos, en especial el adalimumab, según la importancia del problema y la respuesta al tratamiento que se consiga con alguno de ellos. Por último, los inhibidores JAK pueden ser una opción para las uveítis que amenazan la visión del paciente.

Los pacientes con sarcoidosis y afectación del nervio óptico se tratan con prednisona a altas dosis, como se hace en general en los casos de neurosarcoidosis. Si no hay respuesta, descartada la inadecuada cumplimentación del tratamiento, puede añadirse algún inmunosupresor, como el metotrexato; en la actualidad parece más razonable el empleo de un fármaco biológico, entre los que el adalimumab es el más recomendado y está aprobado por las agencias sanitarias para el caso más general de las uveítis graves.

194. ¿Cómo valorarán mi respuesta al tratamiento?

La respuesta al tratamiento en la sarcoidosis se valora de forma similar a como se lleva a cabo el diagnóstico inicial del proceso. Se repiten las exploraciones que se ha detallado en los apartados de diagnóstico, midiendo el grado de inflamación ocular o periocular y de la agudeza visual, ya se trate de una uveítis o de otra de las complicaciones mencionadas. La exploración ocular (lámpara de hendidura para valorar la cámara anterior y el vítreo) y las pruebas complementarias analíticas o de imagen comentadas (OCT, fluorescencia del fondo de ojo, angiografía, para la cámara posterior), permiten valorar la situación de inflamación o lesión establecida definitivamente que presenta el sujeto, así como el lugar o componente concreto responsable (cristalino, mácula, humor vítreo, etc.). Todas ellas ayudan en la toma de decisiones sobre aumento, disminución o cambio de medicación del paciente. La agudeza visual, los signos de inflamación y de forma también importante, la posible presencia de efectos adversos de la medicación, son los apartados más destacables en el seguimiento de los pacientes con sarcoidosis ocular en tratamiento.

TRATAMIENTO DE LA AFECTACIÓN CARDIOVASCULAR

Nuria Navarrete Navarrete
José Luis Callejas Rubio
Isabel Sánchez Berná

195. ¿Todos los pacientes con afectación cardíaca deben recibir tratamiento?

El **tratamiento** de los pacientes con sarcoidosis cardíaca **debe ser individualizado** y suele requerir el consenso entre su especialista y el cardiólogo. Los pacientes sin síntomas y con función normal de ambos ventrículos, derecho e izquierdo, requieren una evaluación individualizada de los riesgos y beneficios potenciales del tratamiento.

El control de la cantidad de inflamación en el tejido muscular del corazón (miocardio) puede ser útil para decidir el momento de iniciar el tratamiento. Para ello se puede indicar la realización de determinadas pruebas, además de la ecografía cardíaca, que ayudarán a confirmar el edema, como la PET-FDG cardíaca, o la resonancia cardíaca.

196. ¿Qué pacientes con afectación cardiológica son subsidiarios de recibir tratamiento?

Los pacientes con sarcoidosis cardíaca confirmada o probable deben recibir tratamiento.

197. Si mi afectación cardiológica precisa tratamiento, ¿cuáles son los objetivos del tratamiento?

El **principal objetivo** del manejo del paciente, y principal justificación de los tratamientos inmunodepresores, es **reducir la carga de inflamación**, previniendo así la fibrosis y el deterioro de la estructura y función cardíacas. En otras palabras, los objetivos del tratamiento son prevenir la progresión de la enfermedad, evitar el empeoramiento de la disfunción del ventrículo izquierdo, controlar las alteraciones de la conducción, como el bloqueo auriculoventricular y controlar las arritmias y el riesgo de muerte súbita.

198. ¿Cuáles son los tratamientos de elección en la sarcoidosis cardíaca?

En pacientes con sarcoidosis cardíaca confirmada o probable que tienen inflamación miocárdica activa está indicado el tratamiento con **corticoides** e **inmunodepresores**. Dependiendo del tipo de afectación cardíaca y la sintomatología presentada, se requerirá el uso de otros tratamientos, por ejemplo frente a la insuficiencia cardíaca, alteraciones de la conducción o arritmias, pudiendo requerirse incluso el implante de un marcapasos o de un desfibrilador automático (DAI). En raras ocasiones puede estar indicado el trasplante cardíaco.

Además del tratamiento específico de la sarcoidosis cardíaca, es fundamental el **manejo** de los **factores** de **riesgo cardiovascular** subyacentes, como la hipertensión arterial, la dislipemia, la diabetes, la obesidad y el tabaquismo.

199. ¿Cómo valorarán mi respuesta al tratamiento?

El **tratamiento** de los pacientes con **sarcoidosis cardíaca requiere** una **estrecha monitorización** del mismo y de la respuesta clínica por parte del especialista internista y del cardiólogo. Para ello se valora en cada visita la presencia de síntomas (disnea, dolor, mareos, síncopes, palpitaciones y otros), se realizan electrocardiograma y pruebas de imagen periódicas (radiografía de tórax, ecocardiograma, resonancia, PET). Si se ha requerido el uso de marcapasos y/o DAI será preciso, además, hacer un seguimiento en las unidades cardiológicas especializadas. Por otro lado, los tratamientos inmunosupresores empleados requieren controles analíticos periódicos para evitar eventuales efectos adversos.

200. ¿De qué forma se manejan las alteraciones de la conducción?

Además del uso de corticoides e inmunodepresores, cuando hay un **bloqueo auriculoventricular** completo u otra **alteración** de la **conducción** de **alto grado** está indicado **implantar** un **marcapasos** permanente (en ocasiones con DAI asociado).

201. ¿De qué forma se manejan las alteraciones del ritmo?

Como con el resto de manifestaciones de la sarcoidosis, puede ser necesario usar tratamiento inmunodepresor si hay inflamación miocárdica activa. Todas las opciones de tratamiento específico normalmente se acordarán de forma multidisciplinar entre el especialista en sarcoidosis y el cardiólogo experto. El manejo de las arritmias ventriculares incluye el **tratamiento farmacológico antiarrítmico** similar al que usan otros pacientes con cardiopatía estructural y arritmias ventriculares de otra causa. Si la arritmia es refractaria a este tratamiento, puede ser necesaria la **ablación** con catéter.

El **tratamiento con desfibrilador automático implantable (DAI),** está **indicado** para la **prevención secundaria** (evitar nuevo episodio) en pacientes con cardiopatía estructural por la sarcoidosis **que han sufrido taquicardia ventricular o fibrilación ventricular** o que son **supervivientes** de una **parada cardíaca súbita.** Además, puede estar indicado para **prevención primaria** (evitar que se produzca primer episodio) en pacientes con una o más de las siguientes características: **fracción de eyección del ventrículo izquierdo inferior o igual al 35%, síncope**, evidencia de **imágenes de cicatriz en la resonancia magnética** o **alteración de perfusión/metabolismo en la PET**.

Para los pacientes que requieren la colocación de un marcapasos para un bloqueo AV de alto grado, puede ser conveniente implantar un marcapasos con desfibrilador cardioversor implantable (DCI), en lugar de un sistema de marcapasos solo.

Los pacientes con sarcoidosis con taquicardia ventricular sostenida inducible en el estudio de electrofisiología, pueden beneficiarse de implante de DAI.

202. ¿Hay alguna indicación para el trasplante cardíaco en los pacientes de sarcoidosis?

Pacientes con sarcoidosis limitada al corazón pueden ser sometidos a trasplante en caso de falta de respuesta al resto de tratamientos y progreso fatal de la enfermedad. La presencia de miocarditis activa es una contraindicación relativa. Estos pacientes tienen una mayor frecuencia de rechazo agudo precoz postrasplante y mortalidad asociada, por lo que se recomienda en la medida que sea posible postergar el mismo.

TRATAMIENTO DE LA AFECTACIÓN GASTROINTESTINAL, PERITONEAL, DE HÍGADO Y BAZO

Javier de la Hera Fernández
Isabel Sánchez Berná
Raquel Ríos Fernández

203. ¿Todos los enfermos con afectación gastrointestinal tienen que ser tratados?

La afectación gastrointestinal por sarcoidosis es **muy poco frecuente**. El **manejo depende** de la **gravedad** de los **síntomas** y de la **extensión** de la **enfermedad**. **No todos** los **pacientes requieren tratamiento**, en la mayoría de los casos suelen tener síntomas leves sin repercusión funcional ni anatómica o incluso estar completamente asintomáticos. Por tanto, la gravedad de los síntomas y el desarrollo o no de complicaciones en relación con la actividad de la enfermedad nos marcará la necesidad de poner o no un tratamiento farmacológico.

Por ejemplo, si los síntomas gastrointestinales son leves y no hay complicaciones, quizás la mejor opción sea observar y monitorizar el cuadro sin iniciar un tratamiento específico. En algunos casos, hasta puede mejorar espontáneamente.

Sin embargo, ante síntomas más importantes con extensión importante de la enfermedad o la presencia de complicaciones como obstrucciones o estenosis se precisaría un tratamiento farmacológico dirigido y personalizado para cada paciente y enfermedad.

204. ¿Qué tratamientos se suelen indicar en el tratamiento de la afectación gastrointestinal por la sarcoidosis?

Los **glucocorticoides**, principalmente la **prednisona**, son la **primera línea** de **tratamiento** ayudando a reducir rápidamente la inflamación y controlar los síntomas. Comenzando a dosis más altas o incluso intravenosos si hay una complicación grave, para posteriormente ir disminuyéndolos de forma progresiva hasta lograr la mínima dosis eficaz o incluso suspenderlos si se ha controlado la enfermedad.

Sin embargo, en ocasiones bien sea por la alta actividad y extensión de la enfermedad, o porque la enfermedad se haya hecho resistente a los corticoides y no podamos bajarlos a las dosis de mantenimiento seguras que tenemos como objetivo los médicos, necesitamos otros tratamiento que nos ayudan a controlar la enfermedad. Estos tratamientos son los fármacos Inmunomoduladores como la **azatioprina** y el **metotrexato**. Su efecto se suma al de los corticoides y así, conseguimos controlar los síntomas y la actividad de la enfermedad, ayudándonos a disminuir los máximo posible la dosis de corticoides.

En casos más graves o sin respuesta al tratamiento habitual que comentamos antes, tenemos un grupo de fármacos que actúan sobre componentes específicos del sistema inmune, son los fármacos **biológicos**. De ellos, los que más habitualmente utilizamos, son los inhibidores de una de una proteína inflamatoria que segrega el propio organismo en cantidades importantes cuando la sarcoidosis está fuera de control, son los **fármacos anti-TNF**. Utilizamos principalmente **infliximab** que su administración es intravenosa y **adalimumab** que se administra de forma subcutánea.

En ocasiones dependiendo del tipo de afectación hasta puede ser necesaria la cirugía para resolver alguna complicación durante la evolución de la enfermedad o incluso para obtener muestras de tejidos para un estudio más detallado. También nos podemos ayudar de diferentes tratamientos por técnicas de endoscopia digestiva tanto para extirpar lesiones como para tratarlas de forma local o realizar dilataciones.

205. Me han dicho que tengo afectación de mi hígado por la sarcoidosis, ¿se debe tratar siempre? ¿Qué tratamientos se suelen utilizar?

La **sarcoidosis hepática** varía en función de su gravedad y forma de presentación. Como comentamos antes **no todos los pacientes precisan tratamiento**, dependerá de los síntomas y de la gravedad y complicaciones desarrolladas.

Al igual que la afectación gastrointestinal, en la mayoría de los casos la afectación es leve y asintomática, en ellos la vigilancia y monitorización periódica son la mejor opción de tratamiento; estando descritas además **mejorías espontáneas** sin necesidad de tratamiento alguno. Habitualmente es descubierta al realizar las pruebas de laboratorio y de imagen. Por tanto, para valorar el inicio del tratamiento, nos apoyaremos muy de cerca en los análisis de laboratorio (transaminasas principalmente) y de las diferentes pruebas de imagen hepáticas (ecografía principalmente). El objetivo del mismo es evitar el desarrollo de un daño crónico y/o el desarrollo de cirrosis hepática.

En la mayoría de los casos, la afectación hepática va de la mano de la de otros órganos vitales. Por lo tanto, siempre ajustaremos el tratamiento de forma conjunta y muchas veces son las manifestaciones extrahepáticas las que marcan la necesidad de inicio del tratamiento y el esquema de tratamiento a seguir, mejorando de forma consiguiente la afectación hepática.

En caso de ser necesario, el tratamiento inicial son principalmente los **glucocorticoides** con una pauta descendente hasta lograr controlar la enfermedad con la mínima dosis posible. Siempre que precisemos unas dosis muy altas de corticoides para controlar la enfermedad, o se desarrollen efectos adversos secundarios, o bien la enfermedad sea refractaria a los mismos, usamos diferentes inmunodepresores asociados. Estos son principalmente: azatioprina, micofenolato de mofetilo y metotrexato. Siempre con controles analíticos muy cercanos para evitar el desarrollo de una toxicidad hepática secundaria a los mismos. De igual modo, como tercera línea de tratamiento, utilizaremos los fármacos anti-TNF.

En casos aislados, con presencia de colestasis hepática o afectación biliar en la biopsia, el ácido ursodesoxicólico puede ser beneficioso.

En casos avanzados, con desarrollo de cirrosis e hipertensión portal, el trasplante hepático debe ser considerado.

TRATAMIENTO DE LA AFECTACIÓN OSTEOMUSCULAR

Javier de la Hera Fernández
Marta García Morales
Raquel Ríos Fernández

206. ¿Qué tratamientos se utilizan en la afectación articular?

El tratamiento variará dependiendo de la intensidad de los síntomas, el grado de afectación funcional y las alteraciones objetivadas en las pruebas de imagen de las diferentes articulaciones afectas. Comenzado por los analgésicos comunes, antiinflamatorios no esteroideos hasta precisar asociar corticoides. Como principal fármaco ahorrador de corticoides utilizamos el metotrexate y los fármacos biológicos comentados previamente como son los anti-TNF nos ayudan a controlar los casos refractarios o con importante afectación a nivel de la columna vertebral y sacroilíacas.

En muchas ocasiones utilizamos la hidroxicloroquina, un fármaco con el que tenemos una gran experiencia en el tratamiento de la afectación articular en otras enfermedades autoinmunes como son el lupus y la artritis reumatoide; sobre todo por su perfil de seguridad y tolerabilidad y eficacia a largo plazo, ayudándonos a ahorrar corticoides y otros tratamiento con unos efectos adversos mayores.

No debemos olvidar en la afectación articular el control del peso, recomendando nuestra dieta mediterránea, y del ejercicio físico diario aeróbico para mantener la función y la movilidad de las articulaciones afectadas. Adaptando el ejercicio físico, eso sí, a cada fase de la enfermedad en las que nos encontremos.

207. Tengo una afectación muscular en el contexto de mi sarcoidosis, ¿qué tratamientos hay para controlarla

En general la piedra angular de la afectación muscular de la sarcoidosis son los glucocorticoides ajustando la dosis según el grado de actividad, el tipo de miopatía y la respuesta a los mismos. En cuadros importantes habitualmente asociamos desde el inicio otros inmunomoduladores como metotrexate, azatioprina o micofenolato de mofetilo para ayudar a controlar la enfermedad y poder disminuir lo máximo posible la dosis de corticoides.

En casos refractarios podemos utilizar otros tratamientos como hidroxicloroquina, ciclosporina, tacrolimus, fármacos anti-TNF o incluso rituximab.

Para casos con importante afectación muscular, sobre todo con dificultad para tragar o afectación de la musculatura respiratoria usamos los bolos de glucocorticoides intravenosos asociado a inmunoglobulinas intravenosas por su rapidez de acción.

El tratamiento rehabilitador es de vital importancia para la recuperación muscular en casos graves.

TRATAMIENTO DE LA AFECTACIÓN NEUROLÓGICA

Javier de la Hera Fernández
Raquel Ríos Fernández
José Luis Callejas Rubio

208. ¿Qué tratamientos médicos se suelen utilizar en los pacientes con afectación del sistema nervioso por la sarcoidosis?

El objetivo del tratamiento que buscamos cuando hay afectación del sistema nervioso es reducir o prevenir el daño causado por los efectos perjudiciales de la inflamación granulomatosa. En algunas circunstancias, como en casos leves o enfermedad transitoria, el tratamiento puede no ser necesario. Sin embargo, en la **mayoría** de los **casos** con afectación del sistema nervioso central y muchos con participación del sistema nervioso periférico, se indica **tratamiento precoz** para minimizar la lesión y la discapacidad neurológica.

Como siempre, el **tratamiento** se realizará de forma **individualizada** en cada paciente, y siempre evaluando si hay algún otro órgano afectado, junto con el sistema nervioso, que puede hacer modular o modificar el tratamiento en cada caso.

En general, los glucocorticoides son el tratamiento estándar de primera línea. Para los casos más graves los utilizamos incluso dosis altas de forma intravenosa en forma de pulsos. Seguido posteriormente de un período de reducción gradual de glucocorticoides por vía oral durante varios meses, ajustando la velocidad y la duración en función de la gravedad, el riesgo, la tolerabilidad, la respuesta clínica y de las pruebas complementarias. Para pacientes con enfermedad menos grave, un ciclo único de corticoides puede ser suficiente. En el caso de necesitar tratamientos largos o dosis altas de corticoides, o también por falta de respuesta a los mismos, asociamos los fármacos inmunodepresores que nos ayudan a controlar la enfermedad, que son principalmente: metotrexato, azatioprina, ciclofosfamida y micofenolato de mofetilo.

Finalmente, para casos de **mayor gravedad**, o cuando hay una respuesta incompleta a los tratamientos previos, o intolerancia a los mismos, se considera cada vez más el uso temprano de inhibidores del factor de necrosis tumoral (fármacos **anti-TNF**) como son infliximab y adalimumab.

En la afectación del sistema nervioso periférico, así como en la **neuropatía** de **fibra fina**, el uso de **inmunoglobulinas intravenosas** puede ser beneficioso, en este último caso, en ocasiones, asociado a anti-TNF.

209. ¿Qué manifestaciones neurológicas de la sarcoidosis se consideran leves, moderadas y graves?

Se consideran formas leves: la parálisis aislada del nervio facial y la denominada meningitis aséptica (una forma de meningitis inflamatoria, no infecciosa).

Se consideran formas moderadas: la inflamación crónica de las meninges, la afectación simultánea de varios pares craneales y algunas formas de afectación parenquimatosa cerebral.

Se consideran formas graves de neurosarcoidosis la afectación del nervio óptico, la afectación de la médula espinal, la neuropatía periférica y la neuropatía de fibra fina. En estos casos, muchos expertos van a recomendar el inicio de un tratamiento agresivo con pulsos de corticoides y fármacos biológicos (anti-TNF), ya que las recaidas son frecuentes.

210. ¿Hay algún papel para la cirugía u otros tipos de tratamiento?

Los tratamientos centrados en el manejo de los síntomas (analgésicos habituales y específicos para el control del dolor neuropático, antiepilépticos...) y la rehabilitación también son importantes en la atención integral de los pacientes con afectación del sistema nervioso.

En general, la cirugía no suele ser la primera opción de tratamiento para la neurosarcoidosis. La enfermedad suele responder mejor a tratamientos médicos, como corticosteroides, inmunodepresores y terapias biológicas. Sin embargo, en casos específicos donde hay compresión nerviosa o complicaciones a nivel de sistema nervioso central se requiere la participación del equipo quirúrgico de neurocirugía para la realización de la intervención correspondiente. Estas situaciones, está claro, que son menos comunes y deben evaluarse de manera individual.

TRATAMIENTO DE LA AFECTACIÓN RENAL

María del Mar Castilla Castellano
Adoración Martín Gómez

211. ¿Qué medidas generales tomaremos en los pacientes con afectación renal por la sarcoidosis?

El manejo de toda afectación renal de cualquier causa incluye la **vigilancia** y **tratamiento** de la **presión arterial**, el medio interno (balance hídrico, acido-base e iones como el potasio) y la depuración de toxinas endógenas, además de **evitar** ciertos **fármacos** que pueden ser **nefrotóxicos**. Para ello se recomienda una dieta baja en sal, medicamentos antihipertensivos y diuréticos, entre otras terapias.

En la sarcoidosis, además, el **manejo** de la **hipercalcemia** e **hipercalciuria** es **fundamental** para evitar o tratar la insuficiencia renal y otras consecuencias derivadas de la alteración del calcio, para lo que puede ayudar una hidratación adecuada y fármacos hipocalcemiantes que se describirán en la siguiente pregunta.

Si se produjera una obstrucción de la vía urinaria por una litiasis, hay ciertos medicamentos que pueden ayudar a expulsar la piedra, pero de no conseguirse, el servicio de urología valora la desobstrucción quirúrgica o endoscópica (a través de un catéter) según la localización de la litiasis a lo largo de todo el sistema urinario.

El tratamiento de la nefritis intersticial, como veremos más adelante, es la inmunosupresión.

212. Me han detectado un calcio elevado en sangre por mi sarcoidosis. ¿Qué formas hay de controlarlo?

Con la **dieta**, **reduciendo** la ingesta de alimentos ricos en calcio (como lácteos) podemos reducir los niveles de calcio en sangre. Mantener una adecuada hidratación y evitar las bebidas azucaradas, además de reducir la ingesta de sal. Otra medida es evitar suplementos vitamínicos que contengan calcio y vitamina D. Tomar el sol aumenta los niveles de vitamina D, por lo que no es recomendable una exposición excesiva.

En cuanto a los **fármacos**, los **corticoides** son eficaces para controlar la hipercalcemia. Los **diuréticos tiazídicos**, que a menudo se utilizan para tratar la hipercalciuria y los cálculos de calcio debidos a hipercalciuria, están **relativamente contraindicados** en pacientes con hipercalcemia. Estos fármacos provocan retención de calcio y pueden aumentar aún más los niveles de calcio en sangre.

213. Tengo piedras en los riñones como consecuencia de mi sarcoidosis. ¿Qué tratamientos se utilizan para su control?

La **medidas preventivas** antes mencionadas son **muy importantes (hidratación, dieta)**, así como el **tratamiento** de la **hipercalcemia**. Si no son suficientes estas medidas se puede tratar con medicamentos para alcalinizar la orina: citrato potásico o bicarbonato potásico, para que las sales tengan menos tendencia a precipitar formando cálculos. Si los niveles de ácido úrico en orina están elevados se puede tratar con fármacos hipouricemiantes.

En algunos casos se puede tratar la hipercalciuria con **diuréticos tiazídicos**, pero hay que tener en cuenta que las personas con hipercalciuria por sarcoidosis tienen mayor riesgo de hipercalcemia inducida por tiazidas. Se puede hacer una prueba con tiazidas y controlar los niveles de calcio en sangre, si desarrolla hipercalcemia, la tiazida se debe suspender. Como tratamiento alternativo en personas que no responden o no toleran las tiazidas, se puede considerar el tratamiento con **dosis bajas** de **corticoides**, teniendo en cuenta sus efectos adversos.

El tratamiento del cálculo renal puede ser diferente para cada persona, dependerá del tamaño y ubicación de la piedra, así como del dolor y otros síntomas acompañantes.

Si el cálculo es pequeño y los síntomas son leves puede ser suficiente: beber mucho líquido, analgésicos o medicamentos que faciliten la expulsión del cálculo. Puede ser recomendable orinar a través de un colador para atrapar el cálculo cuando salga y poder proceder a su análisis.

Los **cálculos** renales que **no desaparecen** por sí solos se pueden tratar con:

- **Litotricia** por ondas de choque: una máquina utiliza ondas que rompen el cálculo en trozos más pequeños.
- **Nefrolitotomía** percutánea: es un procedimiento quirúrgico para retirar los cálculos, el urólogo accede al riñón y la vía urinaria desde la piel, mediante unos pequeños orificios y con la ayuda de instrumental.
- **Ureteroscopia**: el urólogo introduce un tubo muy fino en el cuerpo por donde sale la orina, usa herramientas al final del tubo para romper o quitar los cálculos.

Si está intentando expulsar un cálculo renal en casa, **consulte** con su **médico** en las siguientes situaciones:

- **No orina** durante **más** de **8 horas**.
- **Tiene fiebre** de (38°C) o más, con escalofríos.
- Su **orina** está **turbia, huele mal** o tiene **más sangre** que antes.
- El **dolor** causado por los cálculos renales empeora mucho y **no se alivia** con **analgésicos**.
- Está **vomitando** y no admite beber líquidos.
- Su **dolor no desaparece** después de **1 a 2 semanas**.

214. Me han diagnosticado una nefritis intersticial por mi sarcoidosis, ¿qué tratamientos se utilizan para su control?

Los **corticoides** son la **primera línea** de tratamiento que se usa para la nefritis intersticial sarcoidea, recomendándose mantener durante varios meses hasta un año pero en dosis decreciente.

Para pacientes que no responden, recaen o presentan intolerancia a o efectos secundarios de los corticoides, la segunda línea de tratamiento son los inmunosupresores mayores (micofenolato mofetilo es uno de los más usados, anti-TNF alfa, azatioprina... etc.). Se trata con ello de eliminar la causa de la nefritis, que son las células inmunes del propio organismo que están exacerbadas y dañan el tejido renal.

Las personas con hipercalcemia en el momento del diagnóstico suelen tener buena respuesta al tratamiento con corticoides. Tener mayor grado de fibrosis (cicatrices) en la biopsia renal predice una peor respuesta al tratamiento. Cuando hay buena respuesta al tratamiento se suele observar desde el primer mes. La mayoría de los pacientes recuperan la función renal con los corticoides, aunque suele quedar algo de disfunción renal residual. Es extremadamente raro llegar a necesitar hemodiálisis crónica por falta de respuesta al tratamiento de la sarcoidosis.

TRATAMIENTO DE LA SEQUEDAD PRODUCIDA POR LA AFECTACIÓN DE LAS GLÁNDULAS EXOCRINAS

Javier de la Hera Fernández

215. Tengo sequedad de ojos a causa de mi sarcoidosis. ¿Puedo hacer algo para mejorarla?

Siempre contamos con la estimable colaboración de nuestros compañeros de Oftalmología para valorar a todos los pacientes con afectación ocular y ajustar así el tratamiento tópico ocular necesario y mantener una correcta hidratación del ojo. Las gotas lubricantes o **lágrimas artificiales** juegan un papel fundamental en este sentido. Aplicadas de forma regular a lo largo del día mantienen la superficie ocular lubricada evitando el desarrollo de erosiones o úlceras en la córnea. Muchas veces incluso se recomiendan en la noche **pomadas** o **geles hidratantes** de oclusión nocturna que ayudan a aliviar aún más los síntomas de sequedad ocular.

Evitar la contaminación, el tabaco y mantener un ambiente húmedo en tu entorno junto con una correcta hidratación oral ayudan de forma considerable a mejorar la sequedad ocular.

De igual modo, el parpadeo regular y descansar la vista cada cierto tiempo sobre todo si trabajamos muchas horas con pantallas. Cuando te concentras en una pantalla, habitualmente parpadeamos menos, lo que puede contribuir a la sequedad ocular y la fatiga visual. Es recomendable parpadear conscientemente para mantener los ojos hidratados. Y para descansar la vista podemos hacer el siguiente ejercicio: cada 20 minutos miraremos a algo que esté a una distancia de al menos 6 metros durante al menos 20 segundos. Esto ayuda a cambiar la distancia de enfoque y relaja los músculos oculares.

Utilizar gafas de sol y protegerse del viento ayuda a reducir la evaporación de nuestra película protectora de líquido lagrimal.

En ocasiones, la sequedad ocular aparece en el contexto de una neuropatía de fibra fina y mejorará con su tratamiento.

216. Tengo sequedad de boca por mi sarcoidosis. ¿Puedo hacer algo para mejorarla?

Mantener una **correcta hidratación** es fundamental. Beber agua regularmente a lo largo del día para mantener la boca hidratada y llevar una botella de agua fresca con nosotros puede recordarte beber con frecuencia.

Existen además numerosos productos de parafarmacia como chicles, geles lubricantes, caramelos, enjuagues sin alcohol y diferentes tipos de salivas artificiales que nos ayudan a mantener hidratada la boca y a estimular la producción de salva por las glándulas salivales.

Es muy importante también revisar de forma periódica las piezas dentarias por nuestro odontólogo de referencia pues la falta de saliva puede provocar mayor riesgo de caries y enfermedad periodontal.

Al igual que para la sequedad ocular, un ambiente húmedo sobre todo por la noche nos ayudará a mantener la boca y garganta húmedas. También evitar el tabaco y consumo de alcohol y sustancias irritantes con alto contenido en cafeína, alimentos muy salados, secos o picantes. Al contrario, ciertos alimentos con mayor contenido en fibra, como las zanahorias crudas o apio pueden estimular la producción de saliva secundaria a la masticación.

TRATAMIENTO DE OTRAS MANIFESTACIONES RELACIONADAS CON LA SARCOIDOSIS

Javier de la Hera Fernández

217. Tratamiento de las manifestaciones endocrinológicas asociadas a la sarcoidosis

Una de las alteraciones más frecuentes es la hipercalcemia secundaria al exceso de producción en los granulomas de vitamina D. El tratamiento de la misma es la reducción de la ingesta de calcio en la dieta, reduciendo los lácteos y evitando la exposición solar. En muchas ocasiones, además, tenemos que instaurar tratamiento con corticoides e hidroxicloroquina para frenar la producción de vitamina D en los granulomas y, en casos graves, hasta sueroterapia intravenosa intensiva junto con diuréticos como furosemida que ayuda a eliminar rápidamente el calcio por la orina. La ingesta hídrica deber ser importante.

En otras ocasiones menos frecuentes, existe una infiltración por los granulomas de las glándulas del organismo que se encargan de la producción de diferentes hormonas. Cuando esto sucede contamos con la colaboración de los endocrinólogos para ajustar el tratamiento sustitutivo de forma correcta con las diferentes hormonas afectadas y que se encuentran en eses momento disminuidas en el organismo. De este modo en ocasiones se necesita aporte de hormonas tiroideas, glucocorticoides, mineralocorticoides y vasopresina.

X. EVOLUCIÓN Y PRONÓSTICO DE LA SARCOIDOSIS

CONSIDERACIONES GENERALES

Gracia Cruz Caparrós
Nuria Navarrete Navarrete

218. ¿Precisan seguimiento todos los pacientes de sarcoidosis?

Como en otras enfermedades inflamatorias, una vez diagnosticada la sarcoidosis, **todos los pacientes necesitan un seguimiento** en el tiempo, que será más o menos prolongado, y con una mayor o menor cadencia, según la gravedad.

Hay que decir que la sarcoidosis en general tiene buen pronóstico. En la **mayoría** de los **pacientes** la **enfermedad** se **resuelve** sin complicaciones al cabo de **meses** o **años**, por sí sola o con ayuda de corticoides. En ocasiones, sin embargo, continúa progresando con **periodos** de **actividad** (brotes) **intercalados** con **etapas** de **inactividad** (remisión). De estos pacientes, un grupo menor, evoluciona hacia la cronicidad, con fibrosis irreversible de los órganos afectados a pesar del tratamiento. La mortalidad es baja y va ligada a complicaciones respiratorias, cardiacas o neurológicas.

Es difícil saber a priori qué pacientes van a evolucionar de un modo u otro, si bien es cierto que la afectación de varios órganos, la edad avanzada y la necesidad de tratamiento inmunodepresor, son factores que aventuran de algún modo, una evolución más complicada. El seguimiento ha de ser, por tanto, **individualizado.** Y será, también, **multidisciplinar**, con coordinación de especialistas en medicina interna, reumatología, neumología, cardiología, dermatología y, en definitiva, de todo profesional que aporte beneficio en cada caso particular.

219. ¿Qué pruebas es previsible que me soliciten durante el seguimiento de mi enfermedad?

Una vez confirmado el diagnóstico de sarcoidosis, lo habitual es determinar la gravedad del órgano afectado y buscar posibles lesiones en otros órganos, especialmente en el pulmón.

El estudio comenzará con preguntas al paciente dirigidas a buscar molestias que puedan estar relacionadas con la enfermedad, así como una exploración física, con especial atención a signos cutáneos, articulares, cardiológicos y respiratorios que puedan estar ocultos. El médico solicitará una **analítica** de **sangre** y **orina**, con **pruebas** de **función hepática** y **renal**, **glucosa**, **electrolitos**, **niveles** de **vitamina D** y **calcio** sérico. También solicitará un **electrocardiograma**, un **examen oftalmológico** y **pruebas pulmonares** (radiografía y TAC de tórax y espirometría). En determinadas ocasiones, y según síntomas, se pedirán otro tipo de pruebas como ecocardiograma, Holter o RNM cerebral, entre otras.

A partir de entonces, el **seguimiento será más o menos estrecho según lo activa que esté la enfermedad y el tratamiento que se haya iniciado**. Si la sarcoidosis está activa, los controles serán más frecuentes, generalmente trimestrales y después semestrales, con análisis de rutina y otras pruebas dirigidas al tipo de afectación que se tenga en cada caso. Si, por el contrario, la enfermedad está inactiva, probablemente se proponga un seguimiento anual con analítica, electrocardiograma y espirometría, y todas aquellas pruebas que se considere necesarias para hacer una evaluación completa de la enfermedad.

EVOLUCIÓN DE LAS DIFERENTES MANIFESTACIONES

Raquel Ríos Fernández
Adoración Martín Gómez
María del Mar Castilla Castellano

220. ¿Cuál es la evolución de la afectación pulmonar?

El **pronóstico** de la sarcoidosis con **afectación pulmonar puede variar mucho** entre los pacientes. En la **mayoría** de los **casos**, la **enfermedad** es **benigna** y se resuelve por sí sola o responde bien al tratamiento, especialmente cuando la afectación es leve o moderada.

Sin embargo, en alrededor del **20-30%** de los **casos**, la sarcoidosis pulmonar puede progresar a una fase **crónica**. En estas situaciones, la enfermedad puede causar **fibrosis pulmonar progresiva**, lo que conduce a una cicatrización y deterioro de la función pulmonar con el tiempo. Esta cicatrización puede llevar a síntomas respiratorios crónicos, como dificultad para respirar, tos persistente y fatiga.

La evolución **depende** de **varios factores**:

- **Gravedad** de la enfermedad en el **momento** del **diagnóstico**: Las personas con afectación leve suelen tener un mejor pronóstico que aquellos con enfermedad más avanzada. Se ha observado una remisión espontánea del 60-80% para el estadio I, 50-60% para el II, y menos del 30% para el III.
- Presencia de **otros factores** individuales como la **edad** u otras **enfermedades concomitantes**
- **Respuesta** al **tratamiento**: Aquellos que responden bien a los medicamentos suelen tener un pronóstico más favorable.
- **Presencia** de **complicaciones**: La presencia de complicaciones como la fibrosis pulmonar puede empeorar el pronóstico.
- **Cumplimiento** del **tratamiento** y seguimiento médico: Un manejo adecuado con medicamentos y un seguimiento médico regular pueden ayudar a controlar la enfermedad y prevenir complicaciones.

221. ¿Qué evolución cabe esperar de la afectación cutánea?

La **afectación cutánea** en la sarcoidosis **tiende** a tener un **pronóstico** más **favorable** en comparación con otros tipos de manifestaciones sistémicas.

En general, la sarcoidosis con afectación cutánea suele tener un buen pronóstico. En **muchos casos**, las lesiones cutáneas de la sarcoidosis son **leves** y **autolimitadas**, lo que significa que pueden resolverse por sí solas sin tratamiento específico hasta en dos de cada tres pacientes. Estas **lesiones** pueden ser **molestas** pero no suelen causar complicaciones graves y **pueden desaparecer gradualmente** a lo largo del tiempo **sin dejar cicatrices** permanentes. En **raros casos**, las lesiones pueden **persistir** durante **años** o **reaparecer después** de haber **desaparecido**.

Sin embargo, **algunos tipos** de **manifestaciones** cutáneas como el **lupus pernio** son **más recalcitrantes** requiriendo distintos tipos de tratamiento.

222. ¿Qué evolución es esperable de la afectación oftalmológica?

El **pronóstico** de la **afectación oftalmológica** en la sarcoidosis **depende** en gran medida **del tipo** de **uveítis**, así como de la **prontitud** del **diagnóstico** y el **tratamiento**. **Otros factores** como el **sexo**, la **etnia** y la **edad**, también influyen en cierta medida. Los pacientes de origen europeo tienden a tener mejor pronóstico.

En general, el pronóstico es bueno y **menos del 10 %** de los pacientes tendrán un **deterioro** de la **función visual**.

No obstante, las **complicaciones** son **frecuentes**, sobre todo el desarrollo de **cataratas**, que pueden aparecer hasta en tres de cada 4 pacientes. Otras complicaciones, como el **glaucoma** (aumento de la presión en el interior del globo ocular que acaba dañando al nervio óptico), las **membranas epirretinianas** (tejido cicatricial encima de la retina que dificulta la visión) o el **edema macular cistoide** (pequeños acúmulos de líquido con apariencia de pequeños quistes en la mácula, que dificulta la visión), son menos frecuentes.

Por eso, un seguimiento regular con un oftalmólogo es esencial para evaluar la progresión de la enfermedad y ajustar el tratamiento según sea necesario para prevenir complicaciones graves y preservar la visión.

223. ¿Qué evolución cabe esperar de la afectación cardiovascular?

La **afectación cardiovascular** en la sarcoidosis **puede tener** un **impacto significativo** en el **pronóstico** y la **salud** a **largo plazo**. Es por ello que estudiar la presencia de una posible afectación del corazón es importante en todos los pacientes diagnosticados de sarcoidosis.

No obstante, la **evolución** es muy **variable**. Algunos pacientes pueden responder bien al tratamiento y tener un pronóstico favorable, mientras que otros pueden experimentar complicaciones cardíacas graves que afecten a la calidad de vida e incluso a la mortalidad. En general, la mortalidad debida a afectación cardiaca, es baja, aunque son frecuentes las complicaciones.

Hay una marcada variabilidad en la presentación, progresión y gravedad. En algunos casos, la enfermedad cardiovascular asociada con la sarcoidosis puede ser progresiva y empeorar con el tiempo. La afectación del músculo cardíaco puede llevar a una disminución en la función cardíaca, aumentando el riesgo de insuficiencia cardíaca. Esto puede provocar síntomas como palpitaciones, mareos o fatiga.

Otras complicaciones pueden incluir la formación de coágulos sanguíneos (trombosis), embolias pulmonares, arritmias o bloqueos cardiacos que requieren la implantación de marcapasos; o incluso eventos cardiovasculares agudos como un infarto de miocardio.

La clínica, los hallazgos de las imágenes cardíacas y las pruebas electrofisiológicas ayudan al médico a valorar el riesgo de futuros eventos cardiovasculares adversos.

224. ¿Qué evolución cabe esperar de la afectación gastrointestinal, hepática y esplénica?

En la **afectación gastrointestinal**, los síntomas como dolor abdominal, náuseas o pérdida de apetito pueden ser controlados con el tratamiento adecuado.

La **afectación hepática suele ser asintomática** en la mayoría de los casos y, aunque algunos pacientes experimentan anomalías en las pruebas hepáticas, la mayoría de las veces se resuelve con tratamiento y no progresa hacia complicaciones graves.

En cuanto a la **afectación esplénica**, el **agrandamiento** del **bazo** puede ser **asintomático** o causar molestias leves, y en general, no tiende a generar complicaciones graves. Suele aparecer en pacientes con una larga historia de sarcoidosis o con afectación en otros órganos.

Sin embargo, es importante señalar que en **algunos pacientes**, estos tipos de afectación pueden tener una **evolución menos favorable**. En situaciones raras, pueden surgir complicaciones graves, como cirrosis hepática en un 6-8% de los pacientes insuficiencia hepática o complicaciones relacionadas con el agrandamiento del bazo (cuando hay una esplenomegalia masiva), que puede generar problemas como ruptura del bazo, anemia hemolítica o trombocitopenia

225. ¿Qué evolución cabe esperar de la afectación osteomuscular?

Muchos pacientes experimentan síntomas como **dolor** en las **articulaciones**, rigidez o incluso **miositis**, que es la inflamación de los músculos. Estos síntomas pueden ser intermitentes y variar en intensidad. En algunos casos, pueden formarse nódulos **óseos (granulomas)** que pueden causar molestias o afectar la movilidad en ciertas áreas del cuerpo. La osteoporosis también puede ser una complicación en pacientes con sarcoidosis debido a la inflamación crónica o el uso de determinados fármacos como los corticoides.

En **general**, la **afectación osteomuscular tiende** a tener un **pronóstico** más **favorable** en comparación con otras manifestaciones sistémicas de la sarcoidosis. Muchos pacientes responden bien al tratamiento y experimentan mejoras significativas de sus síntomas. La artritis aguda y crónica suele tener un buen pronóstico. La artritis aguda suele ser autolimitada, y la artritis crónica generalmente responde a los tratamientos habituales para la sarcoidosis. El daño articular permanente generalmente no se observa en la artropatía sarcoidea. La fisioterapia puede también ayudar a la recuperación.

En resumen, la **afectación osteomuscular** en la sarcoidosis tiende a tener un **pronóstico favorable** en la mayoría de los casos. Sin embargo, la variabilidad en la respuesta al tratamiento y la posibilidad de complicaciones individuales hacen que el seguimiento médico continuo sea esencial.

226. ¿Qué evolución cabe esperar en los pacientes con neurosarcoidosis?

La **neurosarcoidosis** es una forma menos común pero **potencialmente grave** de la sarcoidosis que **afecta** el **sistema nervioso central**. Como ya se ha comentado, puede manifestarse de **diversas formas**, como meningitis, lesiones en el cerebro, afectación de nervios craneales o de la médula espinal, entre otros.

La **evolución** y el **pronóstico** en pacientes con **neurosarcoidosis pueden variar mucho** y a menudo dependen de varios factores, entre ellos la gravedad y la ubicación de las lesiones neurológicas.

Puede cursar como una **enfermedad monofásica** (aproximadamente dos tercios de los pacientes), tener un **curso** de **recaída-remisión** o ser una **enfermedad progresiva**.

El curso a largo plazo de la neurosarcoidosis no se ha definido claramente. Sin embargo, algunas generalizaciones son posibles basadas en las observaciones de los individuos tratados:

- Los pacientes con **parálisis** del **nervio facial** periférico **tienden** a **mejorar** en **dos** o **cuatro semanas** y la mayoría de las otras mononeuropatías craneales siguen un curso similar.
- La **neuropatía óptica puede mejorar** en varias semanas, pero **algunos pacientes** tienen un **curso progresivo** que termina en ceguera.
- La **meningitis aséptica generalmente** se **resuelve** tras **varias semanas**, aunque puede persistir una inflamación crónica asintomática.
- Las **lesiones** de **masa meníngea** o **parénquima cerebral** a **menudo** se **cronifican**, aunque algunas se resuelven con el tiempo.
- Las **endocrinopatías rara vez mejoran** con la inmunosupresión; como resultado, la terapia de reemplazo hormonal crónico suele ser necesaria.
- Los síntomas vegetativos hipotalámicos pueden responder al tratamiento, pero rara vez se resuelven espontáneamente.
- La **encefalopatía/vasculopatía** de la sarcoidosis **suele** ser **progresiva**, con períodos intermitentes de mejora y deterioro.
- El **control** de las **convulsiones** no suele ser difícil, sobre todo si se controla el proceso inflamatorio subyacente.
- El agrandamiento ventricular puede ser asintomático o puede causar un deterioro agudo o crónico.
- La **enfermedad neuropática periférica** y **miopática tiende** a ser **crónica** y **progresiva**, aunque las remisiones son posibles.

La **respuesta** a los **tratamientos varía entre pacientes**. Algunos responden bien y experimentan mejoras significativas, mientras que otros pueden tener una enfermedad más resistente.

En algunos casos, la neurosarcoidosis puede causar complicaciones graves, como discapacidades neurológicas permanentes, convulsiones, problemas de equilibrio, trastornos cognitivos o pérdida de la función nerviosa.

En general, el **pronóstico** de la **neurosarcoidosis** puede ser **impredecible** y varía considerablemente entre pacientes.

227. ¿Qué evolución cabe esperar de la afectación renal?

La **afectación renal** en la sarcoidosis es menos común que en otros órganos, pero puede tener consecuencias importantes. La sarcoidosis renal, como ya se ha dicho, puede manifestarse de diversas formas, desde cambios en las pruebas de función renal hasta problemas estructurales en los riñones, como granulomas, lesiones en los túbulos renales o daño glomerular.

Los síntomas pueden ser leves o ausentes en muchos casos. Sin embargo, en situaciones más graves, la afectación renal puede provocar problemas como insuficiencia renal, hipercalcemia (aumento de los niveles de calcio en sangre) o formación de cálculos renales.

El **pronóstico depende** de la **gravedad** y la **extensión** del **daño renal**. En general, muchos pacientes con afectación renal leve pueden tener un buen pronóstico y una función renal preservada. Sin embargo, en casos más graves o si no se controla adecuadamente, puede resultar en complicaciones renales a largo plazo. La enfermedad renal terminal debida a la sarcoidosis es poco común y cuando ocurre, se debe a nefrocalcinosis y/o nefritis intersticial

En muchos casos, con un diagnóstico temprano y un tratamiento adecuado, la función renal puede mantenerse.

228. ¿Qué evolución suele tener la afectación de las glándulas exocrinas?

La **afectación** de las **glándulas exocrinas** en la sarcoidosis, como las glándulas salivales y lacrimales, se traduce en síntomas de sequedad en la boca (xerostomía) o los ojos (ojos secos). Puede afectar la calidad de vida pero **suele tener** un **pronóstico más favorable** en comparación con la afectación de órganos vitales como los pulmones o el corazón.

Los pacientes con afectación de las glándulas exocrinas **generalmente no experimentan complicaciones graves** o daños orgánicos significativos. Los síntomas de sequedad pueden manejarse con medidas para aliviar los síntomas, como el uso de lágrimas artificiales para los ojos o estimulantes de la saliva para la boca seca.

En algunos casos, los pacientes pueden desarrollar síntomas más graves, como inflamación significativa o hinchazón en las glándulas salivales o lacrimales, lo que puede requerir tratamiento con corticoides u otros medicamentos para controlar la inflamación.

229. ¿Qué evolución cabe esperar de la afectación endocrinológica de la sarcoidosis?

La **afectación endocrinológica** en la sarcoidosis puede involucrar diversas glándulas endocrinas, como la glándula pituitaria, las glándulas suprarrenales o la producción de hormonas. Esta afectación puede variar en su pronóstico y evolución:

El tratamiento suele depender de la disfunción hormonal específica. Puede implicar la administración de reemplazo hormonal para corregir las deficiencias hormonales.

El **pronóstico depende** de la extensión de la **afectación endocrina** y la **respuesta** al **tratamiento**. En general, si se identifica y se trata la disfunción hormonal, muchos pacientes pueden tener un buen pronóstico.

XI. REPERCUSIONES DE LA SARCOIDOSIS

Gracia Cruz Caparrós
María del Mar Castilla Castellano
Adoración Martín Gómez

230. ¿Se afecta la salud física en pacientes con sarcoidosis?

La **mayoría** de las **personas** que son **diagnosticadas** de **sarcoidosis mejoran** y **pueden continuar llevando una vida normal**. Generalmente, como ya hemos comentado, la enfermedad se resuelve por si sola o con ayuda de tratamiento con pocas o con ninguna consecuencia.

No obstante, algunos pacientes seguirán un curso crónico que puede cursar con importante afectación de su salud física.

231. ¿Se afecta la salud mental en pacientes con sarcoidosis?

Vivir con sarcoidosis **puede afectar**, no solo al estado físico, sino **también** a la **esfera emocional**. No es una enfermedad común y la mayoría de las personas no han oído hablar del término, sarcoidosis, cuando reciben el diagnóstico en consulta. El **miedo** a lo **desconocido** en un entorno de enfermedad, la intolerancia a la incertidumbre de lo que puede ocurrir en el futuro y la eventual necesidad de tratamientos "fuertes", conduce con frecuencia a sentimientos de ansiedad, impotencia y depresión.

Según un estudio publicado en 2024, que incluyó más de 7000 pacientes, realizado en Dinamarca, la incidencia de ansiedad y depresión fue un 38 % mayor que en controles. Un poco mayor en hombres que en mujeres y presente en todos los grupos de edad.

Según **recomendaciones** de **ANES**, sería interesante **disponer** de una **guía específica** para pacientes con **sarcoidosis**. El diagnóstico inicial puede ser, en un principio, alarmante y preocupante si no se dispone o se arroja al paciente toda la información sobre su nueva patología. Por experiencia, ANES es conocedora del "trauma" que supone retomar la vida diaria tras el diagnóstico. El paciente deber estar arropado por el equipo médico que le hará el seguimiento y aunque él no lo solicite directamente, siempre se le puede **aconsejar**

visita al **psicólogo**. No obstante, siempre es aconsejable que dentro del equipo, bien multidisciplinar o bien interdisciplinar, se disponga de un psicólogo que pueda aportar las herramientas necesarias para afrontar la enfermedad. Una enfermedad autoinmune impone mucho. Debemos recordar que el cambio que experimentará en todos los ámbitos: familiar, social, laboral, físico y afectivo será notable y en algunos pacientes, además, cursa a corto plazo.

En todo caso, una buena **comunicación médico-paciente**, donde se consiga transferir una información clara y positiva sobre la evolución habitualmente buena de la enfermedad, **puede ayudar** a entender y aceptar la situación, aliviando el impacto psicológico que genera siempre un diagnóstico como éste.

232. ¿Influye el estrés en la evolución de la sarcoidosis?

Se sabe que el **estrés influye** en la **salud física** y **psicológica** de las **personas**, es decir, **puede provocar mayores tasas** de **ansiedad** y **síntomas depresivos**, sentimientos de **angustia**, mayor **riesgo** de **morbilidad**, **mayor número** de **síntomas** y **menor bienestar** en general. Se ha descrito que existe una relación entre el aumento del estrés vital y el deterioro de la función pulmonar y que las preocupaciones predicen mejor la sensación de disnea en la sarcoidosis que la capacidad vital forzada.

La forma de afrontar ese estrés puede influir en el curso de la enfermedad y más que el propio nivel de estrés. Aunque este es un campo de investigación abierto, los conocimientos actuales apoyan la inclusión del apoyo psicológico en el tratamiento integral de los pacientes son sarcoidosis.

233. ¿La sarcoidosis supone problemas laborales, económicos, sociales, familiares, o de otros aspectos relativos a la calidad de vida relacionada con la salud?

La **sarcoidosis**, como todas las enfermedades inflamatorias sistémicas, tiene **impacto** en el **bienestar** y en la **calidad de vida** de las personas que la padecen. En general, la repercusión será mayor o menor dependiendo del órgano afectado y de la actividad y evolución de la enfermedad a lo largo del tiempo, según sea la respuesta a los distintos tratamientos.

La **fatiga**, el **dolor crónico** y los **problemas** de **sueño** son otros **síntomas habitualmente presentes** en las personas que padecen sarcoidosis y que **repercuten** en el **estado** de **salud**. Condicionan una dificultad para trabajar como de costumbre y para enfrentarse al día a día, deteriorando la vida social y familiar. Es importante saber **reconocer estos estados** y comprender que habitualmente no desaparecen con el tratamiento. El médico puede ayudar a resolver las dudas, y aunque cada persona vive todo esto de manera diferente y necesita ser orientado de forma individual, hay medidas como mantener unos hábitos de vida saludable y aprender a manejar los problemas emocionales que pueden ayudar a estar mejor. En esta dirección trabajan, precisamente, las **asociaciones** de **pacientes**, que ayudan generosamente a gestionar estos estados mediante el intercambio de información y experiencias entre personas que están pasando por las mismas circunstancias.

Raquel Ríos Fernández
Marta García Morales
José Luis Callejas Rubio

234. ¿Puedo quedarme embarazada si tengo sarcoidosis?

Las **mujeres** con sarcoidosis generalmente **pueden quedarse embarazadas**. Sin embargo, es **esencial hablar** con el **médico** responsable si te estás planteando un embarazo o si ya estás embarazada y tienes sarcoidosis.

En general, muchas mujeres con sarcoidosis pueden tener embarazos exitosos y sin complicaciones. Sin embargo, es importante **considerar** algunos puntos:

— Es crucial mantener un **seguimiento médico constante** y coordinado entre ginecólogo y médico responsable del proceso.

— Algunos **medicamentos** utilizados para tratar la sarcoidosis pueden necesitar ajustes durante el embarazo para garantizar la salud de la madre y del feto.

— Aunque la mayoría de las mujeres con sarcoidosis pueden tener embarazos exitosos, la enfermedad puede variar en su gravedad y curso. **En algunos casos**, la **sarcoidosis puede empeorar** durante el embarazo o desencadenar complicaciones. Sin embargo, esto no sucede en todos los casos.

— Antes de concebir, es recomendable **discutir** los **planes** de **embarazo** con el médico **responsable** y el ginecólogo para asegurar de que se está en las mejores condiciones posibles para llevar a cabo un embarazo saludable.

235. ¿Qué riesgos tiene quedarse embarazada si padezco sarcoidosis?

Algunos estudios sugieren que las mujeres con sarcoidosis pueden tener un **ligero aumento** en el **riesgo** de **complicaciones** durante el embarazo, como parto prematuro o preeclampsia. Sin embargo, estos riesgos son generalmente leves y no se presentan en todos los casos.

Algunos medicamentos utilizados para tratar la sarcoidosis pueden no ser seguros durante el embarazo. Es importante que entre médico responsable y ginecólogo se ajuste el tratamiento antes de la concepción y durante el embarazo para garantizar que los medicamentos sean seguros tanto para la madre como para el feto.

Algunas mujeres pueden experimentar empeoramiento temporal de los síntomas de la sarcoidosis durante el parto o poco después. Esto puede necesitar atención y seguimiento adicionales.

236. ¿Pueden heredar mis hijos la sarcoidosis?

La sarcoidosis puede tener un **componente genético**, pero su mecanismo exacto de herencia no está completamente claro. Aunque se ha observado que la sarcoidosis puede ocurrir en familias, no sigue un patrón de herencia genética simple y directa.

En muchos casos, no hay una herencia clara de la sarcoidosis de padres a hijos. Sin embargo, existen algunos estudios que sugieren que la predisposición genética puede aumentar la probabilidad de desarrollar la enfermedad. Esto significa que tener un familiar con sarcoidosis podría aumentar ligeramente el riesgo, pero no garantiza que la enfermedad se transmita de padres a hijos.

En la mayoría de los casos, la **sarcoidosis** es el **resultado** de una **combinación** compleja de **factores genéticos** y **ambientales**. Aunque hay un componente genético, otros factores, como la exposición a ciertos desencadenantes ambientales o infecciones, también pueden desempeñar un papel en el desarrollo de la enfermedad.

Raquel Ríos Fernández
Cristina Borrachero Garro
Isabel Sánchez Berná

237. ¿Se investiga sobre sarcoidosis?

Sí, se continúa **investigando activamente** sobre la sarcoidosis, aunque, sobre todo para los enfermos afectados, toda investigación parece poca. A pesar de que se ha avanzado en la comprensión de la enfermedad, aún quedan aspectos por dilucidar, especialmente en lo que respecta a su causa exacta, la mejor manera de diagnosticarla, y los tratamientos más efectivos.

Se busca comprender mejor los **factores genéticos**, **ambientales** e **inmunológicos** que **contribuyen** al **desarrollo** de la **sarcoidosis**.

Se trabaja en desarrollar **métodos más precisos** y **menos invasivos** para **diagnosticar** la enfermedad, como biomarcadores específicos o técnicas de imagen más avanzadas.

Los investigadores buscan **opciones terapéuticas más específicas** y **eficaces**, con **menos efectos secundarios**, que puedan controlar la inflamación de manera más efectiva y mejorar la calidad de vida de los pacientes.

Se estudia cómo predecir y entender mejor la **evolución** de la sarcoidosis en diferentes pacientes, incluyendo por qué algunos experimentan una remisión espontánea mientras que en otros la enfermedad progresa.

La investigación se enfoca en **identificar subtipos** de **sarcoidosis** y desarrollar **tratamientos personalizados** basados en las características específicas de la enfermedad de cada paciente.

El trabajo de investigación en la sarcoidosis es fundamental para mejorar la comprensión de la enfermedad, desarrollar tratamientos más efectivos y mejorar la calidad de vida de quienes la padecen. Los avances en este campo podrían conducir a un mejor manejo y, eventualmente, a la prevención de la enfermedad.

238. ¿Qué tipo de investigación se hace en sarcoidosis?

La investigación en sarcoidosis abarca varios campos y enfoques para comprender mejor la enfermedad y mejorar su diagnóstico, tratamiento y gestión. Estos son algunos tipos de investigación que se llevan a cabo:

- **Investigación Clínica:** Se realizan estudios clínicos para evaluar la eficacia y seguridad de nuevos tratamientos, así como para comprender mejor cómo la sarcoidosis afecta a diferentes grupos de pacientes. Estos estudios pueden involucrar pruebas de medicamentos, terapias o enfoques nuevos.
- **Genética:** Se investiga la predisposición genética a la sarcoidosis. Los estudios buscan identificar variantes genéticas asociadas con un mayor riesgo de desarrollar la enfermedad, así como comprender mejor cómo interactúan los factores genéticos con los ambientales en su desarrollo.
- **Biomarcadores:** Se busca identificar biomarcadores específicos en la sangre, el tejido o los fluidos corporales que puedan servir como indicadores tempranos de la presencia de la enfermedad, su progresión o la respuesta al tratamiento.
- **Inmunología:** Se estudia la respuesta inmune en la sarcoidosis para comprender cómo y por qué el sistema inmunológico responde de manera anormal y desencadena la inflamación característica de la enfermedad.
- **Pruebas de imagen:** Se investigan técnicas de imagen más avanzadas, como la tomografía computarizada (TC), la resonancia magnética (RM) y la tomografía por emisión de positrones (PET), para ayudar en el diagnóstico temprano, la evaluación de la actividad de la enfermedad y el seguimiento de la respuesta al tratamiento.
- **Epidemiología:** Se llevan a cabo estudios para comprender la incidencia, la prevalencia y los patrones de la enfermedad en diferentes poblaciones, lo que puede arrojar luz sobre posibles factores ambientales desencadenantes.
- **Investigación translacional:** Esta área busca traducir los hallazgos de la investigación básica en aplicaciones clínicas y terapéuticas para mejorar directamente el tratamiento y la atención de los pacientes con sarcoidosis.

Estos son sólo algunos ejemplos de los diversos enfoques de investigación que se realizan en sarcoidosis. La colaboración entre investigadores, médicos y pacientes es fundamental para avanzar en la comprensión de esta enfermedad y mejorar las opciones de diagnóstico y tratamiento.

239. ¿Hay algún fármaco nuevo para la sarcoidosis en fase de investigación?

Hay varios fármacos en investigación para el tratamiento de la sarcoidosis. Algunos de ellos se centran en abordajes más específicos y enfoques innovadores para controlar la inflamación característica de la enfermedad.

Entre los fármacos en investigación para la sarcoidosis se encuentran:

Terapias Biológicas: Estos tratamientos apuntan a dirigirse a componentes específicos del sistema inmunológico involucrados en la inflamación de la sarcoidosis. Incluyen medicamentos como inhibidores de interleucina, anticuerpos monoclonales u otros fármacos biológicos.

Inhibidores de Janus Kinase (JAK): Estos fármacos interfieren con las vías de señalización de Janus kinases, que están involucradas en la respuesta inmune. Algunos estudios exploran su efectividad para reducir la inflamación en la sarcoidosis.

Moduladores del sistema Inmunitario: Se investigan medicamentos que regulan selectivamente el sistema inmunológico, como inhibidores de ciertas citocinas o moléculas de señalización. En este sentido, **efzofitimod** (ATYR1923) es un nuevo inmunomodulador, que reduce la respuesta inmunitaria mediante la modulación selectiva de la neuropilina-2 (NRP2), una molécula que se encuentra elevada en los granulomas de los pacientes con sarcoidosis. En los ensayos realizados en pacientes con sarcoidosis y enfermedad pulmonar sintomática crónica se ha observado que el tratamiento con efzofitimod se asocia con una mejoría de la calidad de vida con una tendencia a la reducción del uso de glucocorticoides y a una mejoría de la función pulmonar. Habrá que estar atentos a los resultados de los estudios que están en marcha.

Terapias anti-fibrosis: Algunos estudios se centran en medicamentos que podrían ayudar a prevenir la cicatrización o la formación de tejido cicatricial excesivo en los órganos afectados por la sarcoidosis.

Es importante destacar que la investigación de nuevos fármacos es un proceso continuo y que los ensayos clínicos son cruciales para determinar la seguridad y eficacia de estos medicamentos. Los avances en el desarrollo de nuevos tratamientos pueden llevar tiempo y los resultados de estos estudios pueden variar.

240. ¿Cuál es el papel de los pacientes en la investigación sobre sarcoidosis?

Los pacientes desempeñan un papel fundamental en la investigación sobre la sarcoidosis. Su participación puede tener un impacto significativo en varios aspectos:

Conciencia y educación: Los pacientes pueden ayudar a aumentar la conciencia sobre la enfermedad y educar a otros sobre sus desafíos y necesidades. Esto puede contribuir a generar interés en la investigación y la financiación para estudios sobre la sarcoidosis.

Participación en ensayos clínicos: Los pacientes pueden optar por participar en ensayos clínicos. Su participación es esencial para probar la eficacia y seguridad de nuevos tratamientos o enfoques terapéuticos. Esto puede proporcionar opciones de tratamiento adicionales y mejorar la atención médica futura.

Aportes en investigación: Los pacientes pueden compartir sus experiencias, síntomas y efectos del tratamiento con los investigadores. Esta retroalimentación directa puede ayudar a los científicos a comprender mejor la enfermedad y mejorar los enfoques terapéuticos.

Defensores y promotores: Los pacientes pueden convertirse en defensores y promotores de la investigación sobre la sarcoidosis. Pueden abogar por más fondos para la investigación, promover la participación en ensayos clínicos y trabajar para aumentar la conciencia y comprensión de la enfermedad.

Recopilación de datos: Algunas organizaciones y comunidades de pacientes pueden recopilar datos sobre su experiencia con la sarcoidosis. Estos datos pueden ser valiosos para los investigadores en la identificación de patrones, tendencias y áreas de necesidad médica no cubiertas.

En resumen, la **participación activa** de los **pacientes** en la **investigación** sobre la **sarcoidosis** es **esencial** para avanzar en la comprensión de la enfermedad, desarrollar mejores tratamientos y mejorar la calidad de vida de quienes la padecen. Su contribución es valiosa y puede marcar la diferencia en la búsqueda de avances médicos en esta área.

XIV. ASOCIACIONISMO DE PACIENTES CON SARCOIDOSIS

Agustín Colodro Ruiz
ANES
AUGRA

241. ¿Existen asociaciones tanto de ámbito local, regional o nacional donde ayuden a obtener apoyo e información a pacientes y familiares?

Según palabras de ANES, el asociacionismo es una palabra que carece de significado cuando se trata de asociaciones de pacientes. El **paciente**, **tras** el **diagnóstico**, **debería salir** de la **consulta** con el **conocimiento** de la **existencia** de una **asociación** de **pacientes** que **trata** de **arropar** a **todos** los **enfermos**. Es **importante** que el **facultativo tenga conocimiento** de las **entidades**.

En nuestro país disponemos de la:

— **Asociación Nacional de Enfermos de Sarcoidosis (ANES)**: *anes.org.es*
Hay una "guía para pacientes y familiares" que puede descargarse libremente.

También puede ser de utilidad la:

— **Federación española de asociaciones de pacientes alérgicos y con enfermedades respiratorias (FENAER)**: *fenaer.es*

Además, hay diferentes **asociaciones locales** o **regionales** de **pacientes** con **enfermedades autoinmunes**, como la **Asociación Granadina** de **Enfermedades Autoinmunes (AUGRA)** (https://autoinmunesgranada.org/), promotora del presente manual, entre otros, que favorecen la información, formación y el apoyo a pacientes con diferentes enfermedades autoinmunes que comparten una problemática común.

242. ¿Qué nos aporta ser socio de una asociación nacional de pacientes cómo la Asociación Nacional de Enfermedades Autoinmunes (ANES)?

En primer lugar **COMPRENSIÓN**. Entrar en contacto con otros pacientes es importante para ser comprendidos, escuchados y por decirlo de alguna manera, "no sentirse un bicho raro".

El contacto entre pacientes favorece el **APRENDIZAJE**; se adquieren conocimientos basados en la experiencia de otros miembros. Últimamente se habla cada vez más del "paciente experto" que colabora de forma activa y ayudan al resto de personas de la entidad a través de múltiples actividades. ANES dispone de dos grupos en Facebook, uno en abierto y otro solo para socios, en los que la comunicación entre ellos es constante.

Las actividades que se desarrollan contribuyen a dar **VISIBILIDAD** a la enfermedad. Es interesante que el entorno del paciente conozca la sintomatología y cómo se siente, lo cual favorece de forma positiva al enfermo por sentirse más comprendido.

Desde ANES, tratamos de contar con especialistas; con un grupo profesional y multidisciplinar que no sólo ayude al paciente y a sus familiares en todo lo relativo a la enfermedad. Tratamos de organizar eventos, webinar en la que el enfermo sea una parte implicada en las actividades. **APOYO** en todo momento en que se nos requiere tanto él como la familia e incluso amigos. Es importantísimo tratar de llevar una vida activa. Muchas veces proponemos a los socios que sean ellos los que decidan qué quieren o qué les apetece que desde la Junta y colaboradores organicemos.

El ser un paciente activo dentro de una asociación contribuye a informar de dicha asociación en los hospitales de referencia, centros de salud y otras instituciones sanitarias, favoreciendo un CAMBIO que beneficie al colectivo.

ANES pone a disposición del paciente toda la **información actualizada** y **contrastada** sobre la **sarcoidosis**. Actualmente es parte activa en estudios de nuevos fármacos a través de las relaciones con otras asociaciones de pacientes a nivel internacional, trabajando a su vez en distintos protocolos de actuación para el diagnóstico y seguimiento de la enfermedad.

Pertenecer a ANES, implica ser un miembro activo que puede aportar y trabajar de forma desinteresada. Plantear y organizar actividades y un largo etcétera. Toda idea es bien recibida.

Para formar parte de nuestra asociación, puedes informarte a través de nuestra web: www.anes.org.es o si lo prefieres, estaremos encantados de atenderte en nuestro número de teléfono 630 96 22 o si lo prefieres también por WhatsApp.

243. ¿Qué aporta ser socio de una asociación local de pacientes con enfermedades autoinmunes cómo la Asociación Granadina de Enfermedades Autoinmunes (AUGRA)?

Las **enfermedades autoinmunes**, en general, son **enfermedades minoritarias** o **"raras"**, lo que implica una baja prevalencia. Es decir, salvo en las grandes ciudades, es difícil contactar con enfermos con la misma enfermedad.

Por otra parte, las enfermedades autoinmunes comparten muchas cosas. Entre otras:

— Su **origen**, por ejemplo, muchos de los **genes** implicados en su desarrollo son comunes y muchos **factores ambientales**, como la exposición a diferentes tóxicos o agentes infecciosos, también lo son;

— Sus **manifestaciones clínicas**: cansancio fácil, disociación entre la sensación del paciente y los hallazgos de la analítica, manifestaciones en diferentes órganos, fotosensibilidad, etc.;

— **Dificultad** en el **diagnóstico**;

— **Cronicidad e imprevisibilidad** del **curso evolutivo**;

— Presencia de **comorbilidades**: incremento del riesgo cardiovascular, mayor incidencia de infecciones, más prevalencia de osteoporosis, etc.

— **Tratamientos comunes**: los corticoides son la base del tratamiento de casi todas ellas, pero también diferentes inmunodepresores, fármacos biológicos y pequeñas moléculas;

— **Impacto sicológico**, **social** y **laboral**;

— Ser **atendidas**, en muchos casos, por los **mismos facultativos**.

Es por ello que las asociaciones que agrupan enfermos con el denominador común de padecer una enfermedad autoinmune tienen mucho sentido. Máxime, porque el trabajo de en las asociaciones es un trabajo arduo que implica tiempo y energía, cosas ambas que, con frecuencia, les faltan a los enfermos que las integran. Es por ello que es bueno que haya un grupo importante de integrantes que, en un momento dado, puedan tomar el relevo de otros.

La Asociación Granadina de Enfermedades Autoinmunes (AUGRA) nació durante la pandemia, como un grupo de apoyo y formación, que si siempre es importante, lo fue aún más durante ese periodo. Es una asociación muy activa que promueve el desarrollo de jornadas de información para los pacientes, la elaboración de guías o manuales, como el presente, y que, sobre todo, sirve de faro y soporte a los pacientes en el devenir de sus enfermedades.

Se puede contactar con AUGRA en el teléfono: 650898548, o en las redes sociales.

XV. INFORMACIÓN DISPONIBLE SOBRE SARCOIDOSIS

Agustín Colodro Ruiz

244. ¿Dónde se puede obtener información fiable sobre la sarcoidosis?

— Asociación Nacional de Enfermos de Sarcoidosis:
https://anes.org.es/

— Asociación Granadina de Enfermedades Autoinmunes (AUGRA)
https://autoinmunesgranada.org/

— Red de Escuelas de Salud, Ministerio de Sanidad de España:
redescuelassalud.es/enfermedades/sarcoidosis.htm

— Sarcoidosis, Clínica Universitaria de Navarra:
cun.es/enfermedades-tratamientos/enfermedades/sarcoidosis

— Orphanet (portal de información de enfermedades raras y medicamentos huér-
fanos):
orpha.net/consor/cgi.bin/

— Sarcoidosis, Clínica Mayo:
mayoclinic.org/es/diseases-conditions/sarcoidosis/

— Sarcoidosis, Medline Plus, Biblioteca Nacional de Medicina de EE.UU:
medlineplus.gov/spanish/ency/article/000076.htm

F+-2